全国卫生职业院校学习笔记系列丛书

病原生物与免疫学学习笔记

主　编　虞春华

副主编　丁　岚　万青峰

编　者　(以姓氏笔画为序)

丁　岚　万青峰　马　曼

秦旭军　虞春华

U0193936

科学出版社

北　京

内 容 简 介

本书是以《病原生物与免疫学》教材为蓝本编写的配套的辅导教材。全书共分为3篇39章，内容包括免疫学基础、医学微生物学和人体寄生虫学。每章又分为学习要点剖析和学习评价两部，学习要点剖析是教材内容的提炼，涵盖学习的重点和考点，学习评价习题类型包括名词解释、填空题、选择题和简答题。本书以"内容全面，注重实际，表现丰富，适合学习"为特点。本着"在教材中提炼精华，从零散中挖掘规律，到习题中练就高分，从成长中迈向成功"的宗旨，以教学内容为基础，结合考试内容，整合执业考试考点考题。

图书在版编目(CIP)数据

病原生物与免疫学学习笔记/虞春华主编. —北京：科学出版社，2014.10

全国卫生职业院校学习笔记系列丛书

ISBN 978-7-03-041976-7

Ⅰ. 病… Ⅱ. 虞… Ⅲ. ①病原微生物-高等职业教育-教学参考资料 ②免疫学-高等职业教育-教学参考资料 Ⅳ. ①R37 ②R392

中国版本图书馆 CIP 数据核字（2014）第 222723 号

责任编辑：许贵强 / 责任校对：何艳萍
责任印制：肖　兴 / 封面设计：范璧合

科 学 出 版 社 出版

北京东黄城根北街 16 号
邮政编码：100717

http://www.sciencep.com

新科印刷有限公司 印刷

科学出版社发行　各地新华书店经销

*

2014 年 10 月第 一 版　开本：787×1092 1/16
2014 年 10 月第一次印刷　印张：15 1/2
字数：359 000

定价：38.00元

（如有印装质量问题，我社负责调换）

前　言

为了帮助学生更好掌握教材内容，巩固所学知识，提升应试能力，为此编写《病原生物与免疫学学习笔记》。本书是《病原生物与免疫学》教材的配套学习指导，主要为护理学专业的学生提供学习辅导，同时也可供其他专业的学生学习提供参考。

全书分 3 篇共 39 章，章节的安排与教材一致。包括学习要点剖析和学习评价两部分。学习要点剖析是教材内容的提炼，涵盖了重点和考点，学习评价的习题内容既围绕教学内容，又兼顾临床医学资格考试，帮助学生提升应试能力。

由于本书编写时间仓促，又鉴于编者编写能力有限，不当之处，恳请广大读者批评指正，以便今后再版时修改完善。

编　者
2014 年 7 月

目　　录

第三篇　人体寄生虫学

第一篇　免疫学基础

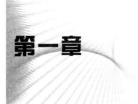

第一章

免疫学概述

学习内容提炼，涵盖重点考点

第一节　免疫的概念

*免疫是机体识别和排除抗原性异物的功能，维持自身生理平衡和稳定的功能。通常对机体是有益的，某些情况下也可造成机体组织细胞的损伤。

第二节　免疫的功能

*免疫的三大功能见表1-1。

表1-1　免疫的三大功能

免疫功能	生理性（有益）	病理性（有害）
免疫防御	清除病原微生物及其他外来抗原性异物	超敏反应（过度）免疫缺陷病（不足）
免疫稳定	识别和清除体内损伤或衰老的细胞，进行免疫调节	自身免疫性疾病
免疫监视	识别和清除体内突变或畸变细胞	肿瘤发生，病毒持续感染

第三节　免疫学在医学中的作用

（一）在疾病的预防方面

利用免疫学的原理进行疫苗研制和预防接种，达到控制并消灭传染病。

（二）在疾病的诊断方面

可进行定性、定量、定位检测，在医学领域的应用愈来愈广泛。

（三）在疾病的治疗方面

利用免疫应答调节剂、免疫重建或免疫替代疗法来增强或抑制机体的免疫功能，以达到治疗疾病的目的，尤其是在肿瘤、移植排斥、自身免疫性疾病方面取得了重大进展。

模拟试题测试，提升应试能力

一、名词解释

免疫

二、选择题

1. 免疫是指 （　　　）

A. 机体排除病原微生物的功能

B. 机体抗感染的防御功能

C. 机体识别和清除自身突变细胞的功能

D. 机体清除损伤和衰老细胞的功能

E. 机体识别和排除抗原性异物的功能

2. 免疫对机体是 （　　　）

A. 有害的　　　　　　　　　　　B. 有利的

C. 有害无利　　　　　　　　　　D. 有利无害

E. 正常条件下有利，异常条件下有害

3. 医学免疫学研究的是 （　　　）

A. 病原微生物的感染和机体防御能力

B. 抗原抗体间的相互作用关系

C. 人类免疫现象的原理和应用

D. 动物对抗原刺激产生的免疫应答

E. 细胞突变和免疫监视功能

4. 机体抵抗病原微生物感染的功能称为（　　）

A. 免疫监视　　　　　　　　　　B. 免疫自稳

C. 免疫耐受　　　　　　　　　　D. 免疫防御

E. 免疫调节

5. 机体免疫系统识别和清除突变细胞的功能称为（　　）

A. 免疫监视　　　　　　　　　　B. 免疫缺陷

C. 免疫耐受　　　　　　　　　　D. 免疫防御

E. 免疫自稳

6. 机体免疫防御反应异常增高，可引发（　　）

A. 严重感染　　　　　　　　　　B. 自身免疫病

C. 肿瘤　　　　　　　　　　　　D. 免疫缺陷病

E. 超敏反应

7. 机体免疫耐受功能失调，可引发（　　）

A. 免疫缺陷病　　　　　　　　　B. 自身免疫病

C. 超敏反应　　　　　　　　　　D. 病毒持续感染

E. 肿瘤

8. 免疫防御功能低下的机体易发生（　　）

A. 反复感染　　　　　　　　　　B. 肿瘤

C. 超敏反应　　　　　　　　　　D. 自身免疫病

E. 免疫增生性疾病

9. 机体免疫监视功能低下时易发生（　　）

A. 肿瘤　　　　　　　　　　　　B. 超敏反应

C. 移植排斥反应　　　　　　　　D. 免疫耐受

E. 自身免疫病

三、简答题

简述免疫的功能及其表现。

第二章

抗　原

学习内容提炼，涵盖重点考点

第一节　抗原的概念、特性和分类

（一）抗原的概念和特性

*1. 概念　抗原（antigen，Ag）作为免疫应答的起始物，是一类能刺激机体免疫系统，与免疫活性细胞上的抗原受体结合，促进其增殖、分化，并能与相应的免疫应答产物（抗体或效应 T 淋巴细胞）在体内或体外发生特异性结合的物质。抗原是机体识别和排除的对象，是机体创建特异性免疫的始动因素和必备条件。

*2. 特性　具有两种基本特性：

（1）免疫原性：能刺激机体发生特异性免疫应答，产生抗体或效应 T 淋巴细胞的特性。

（2）抗原性：在体内外能与相应的免疫应答产物（抗体或效应 T 淋巴细胞）发生特异性结合的特性。

根据抗原的基本特性，将同时具有免疫原性和抗原性的物质称为抗原或完全抗原；只有抗原性而无免疫原性的物质，称为半抗原或不完全抗原；当半抗原与载体蛋白质结合后，即具有了免疫原性，能诱导机体产生抗半抗原抗体，成为完全抗原，此称为半抗原-载体效应。

（二）抗原的分类

1. 根据抗原的特异性分类

（1）完全抗原：如细菌、病毒和大多数蛋白质等。

（2）半抗原：又称不完全抗原，如大多数多糖、类脂和某些药物等。

2. 根据抗原刺激机体产生抗体时是否需要 T 细胞参与分类

（1）胸腺依赖性抗原（thymus dependent antigen，TD 抗原）。

（2）胸腺非依赖性抗原（thymus independent antigen，TI 抗原）。

3. 根据抗原与机体的亲缘关系分类

（1）异种抗原：来自于其他物种的抗原。如微生物及其代谢产物等。

（2）同种异型抗原：来自于同一种属而基因类型不同的个体的抗原。如人类红细胞抗原（ABO 血型、Rh 血型）、主要组织相容性抗原等。

（3）自身抗原：隐蔽抗原、修饰抗原。

4. 其他分类法

（1）根据抗原的化学性质的不同：蛋白质抗原、脂蛋白抗原、多肽抗原等。

（2）根据抗原的获得方式的不同：天然抗原、人工抗原和合成抗原等。

（3）根据抗原诱导免疫应答的作用不同：移植抗原、肿瘤抗原、变应原等。

第二节　决定抗原免疫原性的条件

*（一）异物性

异物性指抗原的化学结构与宿主的正常组织成分间的差异性，这是抗原必备的首要条件。异物指机体免疫系统在胚胎期从未接触过的物质均称异物，即是"非己"物质。抗原与宿主的生物学亲缘关系越远，组织结构差异越大，异物性越强，其免疫原性也越强。

*（二）抗原分子的理化性质

1. 分子量的大小　通常为大分子有机物，分子量大于 10kD，小于 4kD 的分子不能作为抗原，且在一定范围内，分子量越大，免疫原性越强。

因为分子量越大，抗原表面的化学基团越多；大分子物质在水溶液中易于形成胶体，化学性质稳定，较难降解，体内存留时间长。

2. 结构与化学组成

（1）不同物质的抗原性强弱程度：蛋白质>多糖>核酸>类脂。

（2）同类物质的抗原性强弱程度：结构越复杂，抗原性越强。如含芳香族氨基酸的蛋白质抗原性较强。以直链氨基酸为主的蛋白质，免疫原性较弱。

3. 分子的构象和易接近性　抗原分子中一些特殊化学基团的立体构象是决定此分子是否能与相应淋巴细胞表面受体结合，从而启动免疫应答的物质基础，也是引起免疫应答的关键因素之一。

易接近性是指抗原表面这些特殊的化学基团与淋巴细胞表面相应受体相互接触的难易程度。

易接近性常与这些化学基团在抗原分子中分布的部位有关。

抗原表面的特殊化学基团与淋巴细胞表面受体易于相互接触，则亲和力强，免疫原性强。

4. 物理状态　聚合状态的蛋白质较其单体蛋白质的免疫原性强，颗粒性抗原的免疫原性强于可溶性抗原。

（三）宿主方面的因素

遗传、年龄、性别、生理状态、免疫功能等因素。

（四）免疫方法的影响

抗原进入机体的剂量、途径、两次免疫间的时间间隔、次数以及免疫佐剂类型等都影响机体对抗原的免疫应答。

第三节　抗原的特异性与交叉反应

* （一）抗原的特异性

免疫原性和抗原性均表现特异性。特异性的物质基础是抗原表位或抗原决定簇（基）。

1. 抗原决定基（簇）/表位　抗原决定簇又称表位，是存在于抗原分子表面，决定抗原特异性的特殊化学基团。抗原决定簇是被免疫细胞和抗体分子识别的标志，是免疫反应具有特异性的物质基础。

抗原的结合价是指能和抗体分子相结合的功能性抗原决定簇的数目。

单价抗原——只能和抗体分子中的一个抗原结合点特异性结合的抗原，半抗原为单价抗原。

多价抗原——分子表面有多种或多个抗原决定簇的抗原，可以与多个抗体分子特异性结合。天然抗原一般是由多种、多个抗原表位组成，为多价抗原。

2. 抗原决定基对抗原特异性的影响　表位的性质、数目、位置和空间构象决定着抗原的特异性。

＊（二）交叉反应

1. 共同抗原　两种不同生物间存在相同或相似的抗原决定簇（表位），称为共同抗原。

（1）类属抗原：相同种属之间存在的共同抗原。

（2）异嗜性抗原：是一种与种属无关，存在于人、动物、植物、微生物之间的共同抗原。

2. 交叉反应　由共同抗原刺激产生的抗体分子可以和不同生物间相同或相似的抗原决定簇特异性结合发生反应。

第四节　医学上重要的抗原物质

＊（一）病原微生物

各种病原微生物如细菌、病毒等，虽然结构简单，但其化学组成相当复杂，含有多种不同的抗原成分，故每种病原微生物都可认为是多价抗原。如细菌的抗原成分有表面抗原、菌体抗原、鞭毛抗原，病毒有表面抗原、内部抗原等。

＊（二）细菌的外毒素和类毒素

外毒素是某些细菌在生长代谢过程中合成并向菌体外释放的毒性蛋白，除了对组织细胞具有选择性毒性作用，引起特殊病变和临床表现外，还有很强的免疫原性，能刺激机体产生相应的抗体即抗毒素。

外毒素经 $0.3\% \sim 0.4\%$ 甲醛处理后，破坏外毒素的毒性基团，丧失毒性作用而保留原有的免疫原性，即成为类毒素。类毒素可用于人工自动免疫，刺激机体产生相应抗体以预防由外毒素引起的疾病（中和其毒性作用）。常用的有白喉类毒素和破伤风类毒素。

＊（三）动物免疫血清

类毒素──→免疫动物──→动物血清中含大量抗毒素（动物免疫血清）

人体（可用于特异性治疗和紧急预防）

动物免疫血清对人体具有两重性：①提供了特异性抗体，中和细菌的外毒素，防治疾病；②是异种蛋白质，可引起超敏反应。

目前，随着动物免疫血清纯化技术的提高，发生超敏反应的几率也随之而减少。

（四）异嗜性抗原

异嗜性抗原是一类与种属特异性无关，存在于不同种系生物间的共同抗原。

（五）同种异型抗原

人类重要的同种异型抗原存在于红细胞、淋巴细胞、血小板等组织上。

1. 红细胞抗原（血型抗原）

（1）ABO 血型抗原系统：ABO 血型抗体为天然抗体，属 IgM 类，不能通过胎盘。

（2）Rh 血型抗原系统：Rh 血型抗体为免疫抗体，属 IgG 类，可通过胎盘。因此，如 Rh 阴性妇女体内含有抗 Rh 抗体，若再次怀孕，且仍为 Rh 阳性胎儿，此时母体内抗 Rh 阳性 IgG 类抗体可通过胎盘进入胎儿体内，导致胎儿流产或新生儿溶血症。或体内已产生抗 Rh 阳性抗体时，再次输入 Rh 阳性血，则可发生输血反应。

2. 主要组织相容性抗原系统　人类的主要组织相容性抗原系统（MHC）因首先在外周血白细胞表面发现，故称为人类白细胞抗原（HLA）系统。其基因和表达产物在免疫应答、免疫调节和移植排斥反应中发挥重要作用，HLA 也与人类某些疾病相关。

（六）自身抗原

正常情况下，机体对大多数自身成分不产生免疫应答，即形成天然免疫耐受。在某些因素作用下，体内有些自身成分表面抗原分子发生改变，可刺激机体产生免疫应答。

1. 隐蔽抗原　某些自身组织成分在正常情况下与免疫系统是隔绝的，从胚胎形成到出生后从未接触过免疫细胞，这些组织成分为隐蔽抗原。

2. 修饰抗原　在某些理化和生物因素作用下如电离辐射、化学药物和微生物感染时，自身组织细胞结构发生改变，形成新的抗原决定簇或暴露出隐蔽的抗原决定簇，这些自身组织成分称为修饰抗原，其可以刺激机体产生免疫应答，严重者可以引起自身免疫性疾病，如药物引起的血细胞减少症。

（七）肿瘤抗原

肿瘤抗原是细胞在癌变过程中出现的具有免疫原性的一些大分子物质的总称，可分为肿瘤特异性抗原和肿瘤相关性抗原两大类。

1. 肿瘤特异性抗原（tumor specific antigen，TSA）　TSA 是存在于某些

肿瘤细胞，而不存在于正常细胞或其他肿瘤细胞的抗原。

2. 肿瘤相关抗原（tumor associated antigen，TAA）　此类抗原非肿瘤细胞所特有，在正常细胞也可以出现微量表达，只有在细胞发生癌变时，此抗原含量才明显升高。

模拟试题测试，提升应试能力

一、名词解释

1. 抗原决定基　　2. 抗原　　3. 交叉反应

二、填空题

1. 抗原有两个基本性质是：_____，_____。

2. 载体是赋予_____以_____的物质。

3. 人类重要的同种异型抗原是_____、_____。

4. 根据产生免疫应答时是否需要 Th 细胞参与，抗原可分为_____和_____两大类。

5. 根据与机体的亲缘关系将抗原分为_____、_____和_____。

三、选择题

1. 决定抗原特异性的物质基础是（　　　）

A. 抗原决定簇　　　　　B. 抗原的大小　　　　　C. 抗原的结构

D. 载体的性质　　　　　E. 抗原的物理性状

2. 同一种属不同个体之间所存在的抗原是（　　　）

A. 同种异型抗原　　　　B. 异种抗原　　　　　　C. 自身抗原

D. 独特型抗原　　　　　E. 超抗原

3. 单独不能诱导抗体产生，但能与相应抗体特异性结合的物质是
（　　　）

A. 自身抗原　　　　　　B. 完全抗原　　　　　　C. 半抗原

D. 胸腺依赖性抗原　　　E. 胸腺非依赖性抗原

4. 抗体对具有相同或相似决定基的不同抗原的反应称为（　　　）

A. 特异性反应　　　　　B. 交叉反应　　　　　　C. 非特异性反应

D. 过敏反应　　　　　　E. 中和反应

5. 下列免疫原性最强的物质是（　　　）

A. 脂多糖　　　　　　　B. 多糖类　　　　　　　C. 蛋白质

D. DNA　　　　　　　　　E. 脂肪

6. ABO 血型抗原对人体而言是（　　　）

A. 异种抗原　　　　　　B. 自身抗原　　　　　　C. 异嗜性抗原

D. 共同抗原　　　　　　E. 同种异型抗原

7. 引起同胞兄弟之间移植排斥反应的抗原属于（　　　）

A. 异种抗原　　　　　　B. 同种异型抗原　　　　C. 自身抗原

D. 独特型抗原　　　　　E. 共同抗原

8. 存在于人、动物、植物和微生物之间的共同抗原是（　　　）

A. 异种抗原　　　　　　B. 同种异型抗原　　　　C. 隐蔽的自身抗原

D. 异嗜性抗原　　　　　E. 肿瘤抗原

9. 免疫学中的非己物质不包括（　　　）

A. 异种物质

B. 同种异体物质

C. 结构发生改变的自身物质

D. 胚胎期免疫细胞接触过的自身物质

E. 胚胎期免疫细胞未接触过的自身物质

10. 马血清抗毒素对人而言属于（　　　）

A. 异种抗原　　　　　　B. 同种异型抗原　　　　C. 独特型抗原

D. 共同抗原　　　　　　E. 合成抗原

11. 对抗原错误的叙述是（　　　）

A. 抗原通常含有多种不同的抗原表位

B. 抗原诱导免疫应答必须有 T 细胞辅助

C. 不同的抗原之间可以有相同的抗原表位

D. 抗原并不一定只诱导正免疫应答

E. 半抗原自身虽无免疫原性，但可与相应的抗体结合

四、简答题

1. 试述决定抗原免疫原性的条件。

2. 举例说明交叉反应是如何发生的。

3. 列出医学上重要的抗原。

第三章

免疫球蛋白

学习内容提炼，涵盖重点考点

* 第一节　抗体和免疫球蛋白的概念

机体的免疫系统在抗原刺激下 B 细胞活化、增殖和分化为浆细胞，由浆细胞合成并分泌的一类球蛋白称免疫球蛋白（immunoglobulin，Ig），如该类球蛋白能与相应的抗原特异性结合并发生免疫应答则称为抗体（antibody，Ab）。

Ig 是化学结构的概念，它包括了正常的免疫球蛋白和尚未证实有抗体活性但结构与抗体相似的球蛋白。

免疫球蛋白可分为分泌型和膜型。前者主要存在于血液和组织液中，具有抗体的各种功能；后者构成 B 细胞膜上的抗原受体。

抗体是生物学功能的概念，所有的抗体都是 Ig，但 Ig 并非都有抗体活性。

抗体是机体免疫应答的重要效应产物，主要存在于血清内，也可存在于其他体液或外分泌液中。通常将抗体介导的免疫称为体液免疫，将含有抗体的血清称为抗血清或免疫血清。

第二节　免疫球蛋白的分子结构

* （一）基本结构

免疫球蛋白分子的基本结构（既四条多肽链结构）是由两条相同的重链（heavy chain，H 链）和两条相同的轻链（light chain，L 链）通过链间二硫键连接而成的四条多肽链结构，是 Ig 的基本功能单位。

每条重链和轻链都分氨基端（N）和羧基端（C），靠近 N 端 L 链的 1/2 和 H 链的 1/4 的区域内氨基酸的种类和排列顺序高度多变，能与各种抗原决定基结合，称可变区（V 区），可变区是与抗原分子结合的区域。其余部分氨基酸数量、种类和排列顺序都相对稳定，称恒定区（C 区）。

根据 Ig 重链恒定区氨基酸的种类和排列顺序不同，可将其分为五种：μ 链、δ 链、γ 链、α 链和 ε 链，由此将免疫球蛋白分为五类，即 IgM、IgD、IgG、IgA 和 IgE。

免疫球蛋白的其他结构包括连接链（J 链）和分泌片（SP）。

（二）水解片段

1. 木瓜蛋白酶的水解作用　木瓜蛋白酶水解 IgG ——→二个相同的单价抗原结合片段（Fab 段）——→一个可结晶片段（Fc 段）。

Fab 段保留了特异性结合抗原的功能，Fc 段保留了重链的抗原性和 Ig 相应功能区的生物学活性。

2. 胃蛋白酶的水解作用

$$胃蛋白酶水解 IgG \begin{cases} \longrightarrow 一个与抗原双价结合的 F(ab')_2 段 \\ \longrightarrow 小分子多肽碎片(pFc')(无生物学活性) \end{cases}$$

3. 意义

（1）有利于阐明 Ig 的结构及生物学活性。

（2）有利于生物制品的生产和纯化，避免发生超敏反应。

第三节　免疫球蛋白的生物学活性

*（一）特异性结合抗原

识别并特异性结合抗原分子是免疫球蛋白分子的主要功能，这种特异性是由免疫球蛋白可变区（V 区）所决定的。抗体在体内与相应抗原特异性结合，发挥免疫效应，可清除各种抗原或导致免疫病理损伤。

*（二）激活补体

IgM 和 IgG（IgG_1、IgG_2 和 IgG_3）与抗原结合，形成免疫复合物，可通过经典途径激活补体系统，产生多种效应，如溶解细菌及细胞等。

*（三）结合细胞表面 Fc 受体

体内多种细胞具有 Ig 分子的 Fc 受体，不同类的 Ig 其 Fc 段可与不同细胞的 FcR 结合，表现出不同的生物学效应。

1. 调理作用　是指抗体、补体促进吞噬细胞吞噬细菌等颗粒性抗原的作用。抗体的调理作用是指 Ig Fab 段与抗原特异性结合，Fc 段与中性粒细胞、巨噬细胞等表面的 FcγR 结合，从而增强吞噬细胞的吞噬作用。

2. 抗体依赖的细胞介导的细胞素作用　既 ADCC 效应，抗体通过其 Fab 段与靶细胞结合、Fc 段与 NK 细胞结合，激活 NK 细胞，迅速杀伤靶细胞。

3. 介导Ⅰ型超敏反应　IgE 为亲细胞性抗体，游离状态下其 Fc 段即可与肥大细胞和嗜碱粒细胞表面的高亲和力 IgEFc 受体（FcεRI）结合，使其致敏。当变应原再次进入时，可立即与上述细胞表面的 IgE 结合，促使这些细胞合成并释放生物活性介质，引起Ⅰ型超敏反应。

* （四）通过胎盘和黏膜

人类 IgG 是唯一能借助其 Fc 段选择性地与胎盘母体一侧的滋养层细胞受体结合，使 IgG 通过胎盘进入胎儿体内，保护胎儿防御感染。分泌型 IgA 可通过黏膜上皮细胞进入黏膜腔，从而保护消化道、呼吸道等黏膜组织，发挥黏膜局部抗感染作用。

第四节　五类免疫球蛋白的特性与功能

* （一）IgG

（1）单体，血清中含量最高。根据重链的差别可分为四个亚类（IgG_1、IgG_2、IgG_3、IgG_4），各亚类的生物学活性有差异。

（2）主要的抗感染抗体。使机体具有抗菌、抗病毒、中和毒素、激活补体、免疫调理及 ADCC 作用。

（3）唯一通过胎盘的抗体（有自然被动免疫作用）。

（4）半衰期约 16～24 天。治疗用的免疫球蛋白的主要成分为 IgG（有人工被动免疫作用）。

（5）可结合 SPA，以纯化抗体，用于免疫诊断。

（6）某些自身抗体和引起Ⅱ、Ⅲ型超敏反应的抗体属此类。

* （二）IgM

（1）为五聚体，又称巨球蛋白。激活补体和免疫调理作用较 IgG 强。

（2）个体发育中合成最早的 Ig。

（3）半衰期较短，有助于感染性疾病的早期诊断。

（4）天然的血型抗体。

（5）单体的 IgM 是细胞膜表面型免疫球蛋白。

* （三）IgA

（1）有血清型和分泌型。血清型有两个亚类。

（2）分泌型 IgA（SIgA）存在于外分泌液中，初乳含量较高。

（3）SIgA 的分子结构中有 J 链和 SP。

（4）SIgA 是皮肤和黏膜表面局部抗感染的重要因素（如免疫屏障、中和病毒及抑制病毒复制的作用），又可称为黏膜抗体。

* （四）IgE

（1）血清中含量极低。

（2）由呼吸道和消化道黏膜固有层的浆细胞产生，对肥大细胞及嗜碱粒细胞有高度的亲和力。与 I 型超敏反应的发生有关，又称为亲细胞抗体。

（3）可能与机体抗寄生虫免疫有关。

（五）IgD

（1）血清中含量极低，可在个体发育的任何时间产生，功能及来源不清。

（2）IgD 是 B 细胞的重要表面标志及重要的 B 细胞抗原受体，B 细胞表面的 mIgD 可作为 B 细胞分化发育成熟的标志。

第五节　人工制备抗体的类型

（一）多克隆抗体

由多个克隆细胞产生的多种抗体的混合物即多克隆抗体，也称第一代人工抗体。

如天然抗原──→注入机体──→诱发多个 B 细胞克隆活化──→产生多种针对不同表位的相应抗体（多克隆抗体）

（二）单克隆抗体

由一个始祖细胞分化、增殖所产生的遗传性状完全相同的细胞群称为克隆（clone）。

由一个克隆 B 细胞产生的、只作用于单一抗原表位的高度特异性抗体称为单克隆抗体（monoclonal antibody，McAb）。又称第二代人工抗体。

优点：一是结构均一，特异性强；二是效价高，具有高度可重复性。

（三）基因工程抗体

由基因重组技术制备的抗体称为基因工程抗体，也称第三代抗体。

原理：从 B 细胞获得编码抗体的基因，或以多聚酶链反应扩增技术基因片段，经体外 DNA 重组后，转染受体细胞，使其表达特定抗体。

模拟试题测试，提升应试能力

一、名词解释

1. 抗体　　2. 免疫球蛋白

二、填空题

1. 免疫球蛋白分子是由两条相同的_____和两条相同的_____通过_____连接而成的_____结构。

2. 根据免疫球蛋白重链恒定区的不同，可将免疫球蛋白分为五类：_____、_____、_____、_____、_____。其相应的重链分别为_____、_____、_____、_____、_____。

三、选择题

1. 关于抗体，下列哪项是错误的（　　）

A. 抗体是指具有免疫功能的球蛋白

B. 抗体主要存在于血液、体液、黏膜表面及其分泌液中

C. 抗体是能和相应抗原特异性结合的球蛋白

D. 抗体都是免疫球蛋白

E. 免疫球蛋白都是抗体

2. 抗体与抗原结合的部位是（　　）

A. CH 区　　　　　　　B. VH 区　　　　　　　C. CL 区

D. VL 区　　　　　　　E. VH 和 VL 区

3. 下列哪种物质不是抗体（　　）

A. 抗毒素血清　　　B. 胎盘球蛋白　　　　C. 淋巴细胞抗血清

D. 植物血凝素　　　E. 白喉抗毒素

4. 能与肥大细胞表面 FcR 结合，并介导 I 型超敏反应的 Ig 是（　　）

A. IgA　　　　　　　B. IgD　　　　　　　C. IgE

D. IgM　　　　　　　E. IgG

5. 与抗原结合后，激活补体能力最强的 Ig 是（　　）

A. IgA　　　　　　　B. IgD　　　　　　　C. IgM

D. IgG　　　　　　　E. IgE

6. 脐血中哪类 Ig 增高提示胎儿有宫内感染 （   ）

A. IgA   B. IgM   C. IgG

D. IgD   E. IgE

7. 血清半衰期最长的 Ig 是 （   ）

A. IgG   B. IgM   C. IgE

D. IgD   E. IgA

8. 天然 ABO 血型抗体属于 （   ）

A. IgA   B. IgM   C. IgG

D. IgD   E. IgE

9. 新生儿从母乳中获得的 Ig 是 （   ）

A. sIgA   B. IgM   C. IgG

D. IgD   E. IgE

10. 体内抗病毒、中和病毒、抗真菌最重要的抗体为 （   ）

A. IgA   B. IgM   C. IgG

D. IgE   E. IgD

11. 抗体产生细胞是 （   ）

A. T 细胞   B. B 细胞   C. 浆细胞

D. NK 细胞   E. 巨噬细胞

12. 能通过胎盘的抗体是 （   ）

A. IgM   B. IgG   C. IgE

D. SIgA   E. IgD

13. 黏膜局部免疫的主要抗体是 （   ）

A. IgM   B. IgG   C. IgE

D. SIgA   E. IgD

四、简答题

以 IgG 为例，简述免疫球蛋白的结构及其功能。

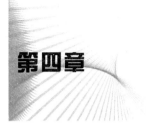

第四章

补 体 系 统

学习内容提炼，涵盖重点考点

补体（complement，C）是存在于正常人或脊椎动物的血清与组织液中的一组经活化后具有酶活性的蛋白质。

因其是抗体发挥溶细胞作用的必要补充条件，故被称为补体。又因其是由近30余种可溶性蛋白质和膜结合蛋白组成的多分子系统，故称为补体系统。

第一节　补体系统的组成与性质

（一）补体系统的组成与命名

*1. 补体系统的组成

（1）补体固有成分：经典激活途径的组分、替代激活途径的组分、甘露聚糖结合凝集素激活途径的组分和膜攻击复合物的组分。

（2）补体调节蛋白：包括可溶性的或以膜结合形式存在的因子。

（3）补体受体：分布于多种细胞膜上，能介导补体活性片段或调节蛋白发挥生物学效应。

*2. 补体的命名

（1）参与经典激活途径的固有成分（包括膜攻击复合物组分）：以"C"表示，按发现的先后顺序分别称为"C1，C2…C9"，其中C1由C1q、C1r和C1s 3个亚单位组成。

（2）替代激活途径的固有成分：以因子命名，用大写英文字母表示，如B因子、D因子、P因子等。

（3）补体调节蛋白：根据其功能命名，如C1q抑制物、C4结合蛋白等。

（4）补体受体：则以其结合对象来命名，如 C1qR、C5aR 等。

（5）补体活化的裂解片段：一般在该成分的符号后加小写字母表示，如 C3a、C3b，即小片段用 a，大片段用 b。

（6）具有酶活性的成分或复合物：在其符号上加一横线表示，如 $\overline{C1}$，$\overline{C3bBb}$，已失活的补体成分则在其符号前冠以"i"表示，如 iC3b。

（二）补体的来源和理化性质

（1）化学组成均为糖蛋白，多数为 β 球蛋白，少数几种为 α 或 γ 球蛋白。

（2）补体各成分中以 C3 含量最高，D 因子含量最低。

（3）补体系统各固有成分均分别由肝细胞、巨噬细胞、小肠上皮细胞及脾细胞等产生。

（4）某些补体成分性质极不稳定，许多理化因素等均可使补体失活。

第二节　补体系统的激活与调节

在生理情况下，补体系统各成分多以非活化状态存在于血清和体液中。

补体系统的激活是在某些激活物质的作用下，各补体成分按一定顺序，以连锁的酶促反应方式依次活化，并表现出各种生物学活性的过程，故亦称为补体级联（complement cascade）反应。

补体系统的激活按其起始顺序的不同，可分为 3 条途径。

*（一）经典激活途径（传统途径、第一途径）

1. 主要激活物质　特异性抗体（$IgG_{1\sim3}$ 或 IgM）与抗原结合形成的免疫复合物

2. 参与的固有成分　C1（C1q、C1r、C1s）-C4、C5-9。

3. 激活过程

（1）识别阶段：C1 识别免疫复合物形成 C1 酯酶的阶段。

（2）活化阶段：形成具有酶活性的 C3 转化酶（C4b2b）和 C5 转化酶（C4b2b3b）。

（3）攻击阶段：产生 C5 转化酶，启动补体系统的终末成分（C5、C6、C7、C8、C9）的活化，并形成具有溶细胞效应的膜攻击复合物（membrane attack complex，MAC），导致靶细胞的溶解。

*（二）旁路激活途径（替代途径、第二途径）

该途径越过了 C1、C4、C2，直接激活 C3。

1. 主要激活物质 细菌细胞壁成分即脂多糖、肽聚糖、磷壁酸、酵母多糖等，凝聚的 IgA 和 IgG_4、眼镜蛇毒素等。

2. 参与的固有成分 C3，B、D、P、H、I 等因子

3. 激活过程

(1) C3b 和 C3 转化酶的形成。

(2) C5 转化酶的形成。

(3) 补体激活的放大。

C3b 既是 C3 转化酶的组成成分，又是 C3 转化酶的作用产物，由此形成了替代途径的正反馈放大环路，称为 C3b 正反馈环或称 C3b 正反馈途径。

*（三）MBL 激活途径（甘露聚糖结合凝集素）

该激活途径与经典途径的激活过程相似，但不依赖抗体、抗原抗体复合物（免疫复合物）的形成和 C1q 的参加。

1. 主要激活物 细菌等微生物。

2. 参与的固有成分 C4、C2、C3、MBL、MBL 相关丝氨酸蛋白酶。

3. 激活过程 MBL + 细菌等微生物表面的甘露糖残基。

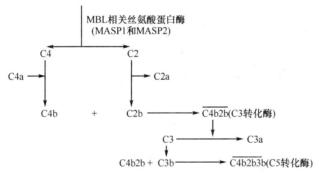

MBL 是一种由肝细胞产生的钙依赖性糖结合蛋白，属于凝集素家族，可与甘露糖残基结合。正常血清中 MBL 水平极低，在急性期反应时，其水平明显升高，可迅速诱导补体活化发生效应。

*（四）补体活化的共同终末效应

```
       C5转化酶        C6      C7          C8   C9
C5 ————————————→ C5b —→ C5b6 ——→ C5b67 ——→ C5b6789
            ↘                                (MAC)
             C5a
```

MAC（膜攻击复合物）的形成使靶细胞膜失去通透屏障作用，使可溶性小分子物质、离子和水分子可自由通过细胞膜，但蛋白质之类的大分子却难以从胞浆中逸出，最终导致胞内渗透压降低，细胞溶解。

* （五）补体三条激活途径的比较

	经典途径	旁路途径	MBL 途径
激活物	抗原抗体复合物 IC	细菌脂多糖、酵母多糖、凝聚的 IgA 和 IgG4 等	病原微生物表面的 N 半乳糖或甘露糖、MBL
起始分子	C1q	C3	MASP
参与的补体成分	C1 ~ C9	C3、C5-C9、B 因子、P 因子、D 因子	C2 ~ C9
C3 转化酶	$\overline{C4b2b}$	$\overline{C3bBb}$ $\overline{C3bBbP}$	$\overline{C4b2b}$
C5 转化酶	$\overline{C4b2b3b}$	$\overline{C3bnBb}$ $\overline{C3bnBbP}$	$\overline{C4b2b3b}$
临床意义	参与特异性体液免疫	参与非特异性免疫，感染早期即发挥作用	参与非特异性免疫，感染早期即发挥作用

（六）补体激活途径的调节

补体系统的激活反应在体内受到一系列精细调节，以保持补体激活与灭活的动态平衡，防止补体成分过度消耗和对自身组织细胞的损伤。这是机体自身稳定功能的主要表现之一。

1. 自身衰变的调节　C3 转化酶和 C5 转化酶均易衰变失活，游离的 C4b、C3b、C5b 也易失活。

2. 调节因子的作用　按其作用特点可分为三类：①防止或限制补体在液相中自发激活的抑制剂；②抑制或增强补体对底物正常作用的调节剂；③保持机体组织细胞免遭补体破坏作用的抑制剂。

第三节　补体系统的生物学功能

补体有多种生物学作用，不仅参与非特异性防御反应，也参与特异性免疫应答。

* （一）溶菌、溶细胞作用

补体系统激活后，通过级联反应可在靶细胞表面形成许多 MAC，导致靶细胞溶解。

在感染早期，主要通过旁路途径和 MBL 途径，待特异性抗体产生后，主要靠经典途径来完成。

* （二）调理作用

C3b、C4b 可促进吞噬细胞的吞噬作用。

靶细胞→氨基端-C3b-羧基端→吞噬细胞（C3b 受体）。

*（三）过敏毒素作用及趋化作用

（1）激肽样作用（C2a）能增加血管通透性，引起炎症充血。

（2）过敏毒素作用（C3a、C4a、C5a），以C5a的作用最强。

（3）趋化作用（C3a、C5a、C567）。

*（四）清除免疫复合物

抗原抗体复合物——→C3b/C4b——→红细胞、血小板等，形成较大的聚合物，易被吞噬细胞吞噬。

*（五）免疫调节作用

（1）C3b参与捕捉、固定抗原，使抗原易被处理与呈递。

（2）补体成分调节免疫细胞的增殖和分化。

（3）补体参与调节多种免疫细胞的效应功能。

模拟试题测试，提升应试能力

一、名词解释

补体

二、填空题

1. 补体系统由_____、_____、_____组成。

2. 补体系统的三条激活途径为_____、_____和_____。

3. 补体蛋白的主要产生细胞是_____和_____。

4. 补体系统的三条激活途径的共有末端通路是_____。

5. 经典途径的激活物是_____。

三、选择题

1. 补体系统是（　　）

A. 正常血清中的单一组分，可被抗原—抗体复合物激活

B. 存在正常血清中，是一组对热稳定的组分

C. 正常血清中的单一组分，随抗原刺激而血清含量升高

D. 由30多种蛋白组成的多分子系统，具有酶的活性和自我调节作用

E. 正常血清中的单一组分，其含量很不稳定

2. 三条补体激活途径的共同点是（　　）

A. 参与的补体成分相同　　　　　　B. 所需离子相同

C. C3转化酶的组成相同　　　　　　D. 激活物质相同

E. 膜攻击复合物的形成及其溶解细胞效应相同

3. 血清中含量最高的补体成分是 (　　　)

A. C1　　　　　　　　B. C3　　　　　　　　C. C5

D. C2　　　　　　　　E. C4

4. 构成膜攻击复合物的补体成分是 (　　　)

A. C5b～9　　　　　　B. C6b～9　　　　　　C. C5b～7

D. C5b～8　　　　　　E. C6b～8

5. 下列哪种成分是 C5 转化酶 (　　　)

A. $\overline{C3bBbP}$　　　　　　B. $\overline{C4b2b}$　　　　　　C. $\overline{C3bBb}$

D. $\overline{C3bBb3b}$　　　　　E. C5b～9

6. 补体系统三种激活途径均必须有哪种成分参加 (　　　)

A. C1q　　　　　　　　B. C4 和 C2　　　　　　C. C3

D. B 因子　　　　　　　E. D 因子

7. 具有刺激肥大细胞脱颗粒、释放组胺的补体裂解产物是 (　　　)

A. C3a　　　　　　　　B. C3b　　　　　　　　C. C5b

D. C4b　　　　　　　　E. C2a

8. 参与旁路激活途径的补体成分是 (　　　)

A. C3～C9　　　　　　B. C5～C9　　　　　　C. C1～C9

D. C1]～C4　　　　　　E. C1、C2、C4

9. $\overline{C1s}$ 的作用对象是 (　　　)

A. C2a C3a　　　　　　B. C3a C5a　　　　　　C. C3b C4b

D. C2 C4　　　　　　　E. C5a C3

10. 经典途径中各补体成分激活的顺序是 (　　　)

A. C143256789　　　　B. C124536789　　　　C. C142356789

D. C124356789　　　　E. C123456789

11. 多数补体灭活温度及时间是 (　　　)

A. 56℃ 30 分钟　　　　B. 4℃ 2 小时　　　　C. −20℃ 1 天

D. 37℃ 30 分钟　　　　E. 室温 30 分钟

四、简答题

1. 简述补体的生物学作用。

2. 简述补体激活的三条途径的异同点。

第五章

免 疫 系 统

学习内容提炼，涵盖重点考点

*免疫系统是机体执行免疫功能的机构，是由免疫器官、免疫细胞和免疫分子所组成。

第一节 免 疫 器 官

*免疫器官是淋巴细胞和其他免疫细胞发生、分化、成熟、定居、增殖和产生免疫应答的场所。按其功能不同，分为中枢免疫器官和外周免疫器官。

*（一）中枢免疫器官

中枢免疫器官是免疫细胞发生、分化和成熟的场所，对外周免疫器官的发育起主导作用；同时也是再次体液免疫应答发生的主要部位。在人和哺乳动物主要是骨髓和胸腺，禽类特有的中枢免疫器官是法氏囊（腔上囊）。

1. 胸腺（thymus） 胸腺是 T 细胞分化成熟的场所。来自骨髓的淋巴干细胞经血流进入胸腺后，在胸腺内环境作用下，经过阳性选择及阴性选择发育成为成熟的 T 细胞。

2. 骨髓（bone marrow） 骨髓是人和其他哺乳动物的造血器官，也是各种免疫细胞的发源地。骨髓中的多能干细胞可分化发育成淋巴干细胞。在人类一部分淋巴干细胞进入胸腺发育成为 T 淋巴细胞，另一部分淋巴干细胞在骨髓微环境的作用下发育成 B 淋巴细胞。

*（二）外周免疫器官

外周免疫器官是成熟 T 细胞和 B 细胞定居和增殖的场所，也是这些细胞接受抗原刺激后发生免疫应答的部位。外周免疫器官包括淋巴结、脾、黏膜相关淋巴组织和皮肤相关淋巴组织包括扁桃体、肠道集合淋巴结以及消化道、呼吸道和泌尿生殖道黏膜下层的淋巴组织等。

1. 淋巴结　人体有500～600个淋巴结，主要分布于全身易受病原微生物及其他抗原物质入侵的非黏膜部位，如腋下、腹股沟等皮下和肠系膜等处。在淋巴结内T、B淋巴细胞接受抗原刺激后，能分化增殖为致敏T细胞和浆细胞，浆细胞分泌的抗体和致敏T淋巴细胞进入血液参与免疫应答和淋巴细胞再循环。

2. 脾　是人体免疫细胞居住的最大及最活跃的免疫器官，也是血液循环中的滤器。是血细胞尤其是淋巴细胞再循环的最大储存库。脾脏富含B细胞和浆细胞，因此也是全身最大的抗体产生器官，尤其是IgM及IgG的产生，其数量对调节血清抗体水平起着很大的作用。脾脏对清除血源性抗原、自身衰老死亡细胞和维持机体内环境的稳定有着非常重要的作用。切除脾脏将增加机体感染病原体的危险性。

3. 黏膜相关淋巴组织　人体各种腔道黏膜下存在大量的淋巴组织和散在的淋巴细胞，称为黏膜相关淋巴组织，其中最重要的是胃肠道黏膜相关淋巴组织和支气管黏膜相关淋巴组织。如阑尾、肠集合淋巴结、大量的弥散淋巴组织及扁桃体等，构成呼吸道和消化道入口处的防御机构。除了消化道和呼吸道外，乳腺、泪腺、涎腺以及泌尿生殖道等黏膜也存在着大量的相关淋巴组织。

第二节　免疫细胞

* （一）淋巴细胞

淋巴细胞是发挥核心作用的最主要的免疫细胞。按其功能不同可分为T细胞、B细胞和NK细胞三类。

T细胞和B细胞分别负责细胞免疫和体液免疫，均具有特异性抗原受体，接受抗原刺激后能发生活化、增殖和分化，产生特异性免疫应答，故称为免疫活性细胞。

NK细胞不需要预先接触抗原，就能杀伤某些被病毒感染的宿主细胞和某些肿瘤细胞。

1. T淋巴细胞　T细胞在特异性免疫应答中起关键作用，不仅负责细胞免疫，对 B 细胞参与的体液免疫也起辅助和调节作用。

（1）T 细胞主要表面分子

1）TCR-CD3 复合物：所有 T 细胞表面均具有能结合特异性抗原的膜分子，称 T 细胞抗原受体（TCR）。CD3 只分布于成熟的 T 细胞表面，作用是转导抗原活化信号。

2）CD4 和 CD8 分子：CD4 分子能与 APC 上的 MHC Ⅱ 类分子结合，称为 MHC Ⅱ 类分子受体；CD8 分子能与 APC 上的 MHC Ⅰ 类分子结合，称为 MHC Ⅰ 类分子受体。在 T 细胞的活化过程中有传导抗原刺激信号的重要作用。

3）CD28：CD28 与 B7 的结合是在 T 细胞（主要是 TH）接受抗原刺激后的活化过程中必不可少的第二信号，称为协同刺激信号。CD28 称为协同刺激受体。

4）CD40L：表达于活化的 CD4⁺T 细胞及部分 CD8⁺T 细胞上，是 B 细胞表面 CD40 分子（B 细胞的协同刺激受体）的配体，能促使 B 细胞充分活化。

5）CD2：原称绵羊红细胞受体即 E 受体，因 B 细胞无此表面受体，曾将其作为人 T 细胞的重要标志。也参与 T 细胞活化过程中的信号传导作用。

6）丝裂原受体：常见的有植物血凝素和刀豆蛋白 A 受体，丝裂原有多克隆刺激作用，是非特异性的激活剂，能与某一亚群淋巴细胞上相应受体结合，使该亚群细胞多克隆活化。

（2）T 细胞的分类

据 TCR 种类不同：分为 γδT 细胞和 αβT 细胞。

按 CD 分子的不同：分为 CD4⁺T 细胞和 CD8⁺T 细胞。

按功能不同：分为辅助性 T 细胞、细胞毒性 T 细胞和调节性 T 细胞。

按是否接触抗原刺激及所处活化阶段的不同：分为初始 T 细胞、效应 T 细胞和记忆性 T 细胞。

2. B 淋巴细胞

（1）B 细胞主要表面分子

1）BCR 复合物：是 BCR 与 Igα 和 Igβ（CD79a 和 CD79b）结合形成的复合体。BCR（SmIg）是 B 细胞的特征性标志，Igα 和 Igβ 启动 B 细胞活化过程的信号传导。

2）CD40：协同刺激受体。

3）B7-1（CD80）和 B7-2（CD86）：表达在活化 B 细胞和其他 APC 表面。是 T 细胞表面 CD28 分子的配体，T 细胞活化中起协同刺激作用。

（2）B 细胞的分类：根据 B 细胞的表面标志和功能分为 B_1 和 B_2 两个亚群。

3. 自然杀伤细胞（NK 细胞）　不需抗原预刺激，即能杀伤靶细胞，在抗感染早期、抗病毒和抗肿瘤中发挥重要作用。

（二）抗原呈递细胞（APC）

（1）单核-巨噬细胞（MΦ）

（2）树突状细胞（DC）

第三节　细胞因子

* （一）细胞因子的概念

细胞因子（cytokine，CK）是主要由活化的免疫细胞（单核/巨噬细胞、T 细胞、B 细胞、NK 细胞等）或间质细胞（血管内皮细胞、表皮细胞、纤维母细胞等）所合成、分泌，具有调节细胞生长、分化成熟、调节免疫应答、参与炎症反应、促进创伤愈合和参与肿瘤消长等功能的多肽类活性分子。

（二）细胞因子的作用特点

通过旁分泌、自分泌或内分泌的方式发挥作用，作用特点为：①多效性；②重叠性；③拮抗性；④协同性。

（三）细胞因子的分类

1. 白细胞介素（interleukin，IL）

2. 肿瘤坏死因子（tumor necrosis factor，TNF）

3. 干扰素（interferon，IFN）

4. 集落刺激因子（colony stimulating factor，CSF）

5. 趋化性细胞因子（chemokine）

6. 生长因子（growth factor，GF）

（四）细胞因子的生物学作用

1. 免疫调节作用

2. 免疫效应作用

3. 诱导凋亡

4. 刺激造血

5. 参与炎症反应

模拟试题测试，提升应试能力

一、名词解释

1. 中枢免疫器官　　2. 外周免疫器官　　3. 抗原提呈细胞

二、填空题

1. 免疫系统包括_____、_____、_____。

2. T 细胞和 B 细胞分别靠其表面的_____和_____识别抗原分子，并且一个 T 或 B 细胞只能识别_____种抗原分子。

3. B 细胞成熟的部位是_____，T 细胞成熟的部位是_____。

4. 中枢免疫器官包括_____和_____，外周免疫器官包括_____、_____和_____。

三、选择题

1. 免疫系统是由（　　　）

A. 中枢免疫器官和外周免疫器官组成

B. 免疫器官和黏膜免疫系统组成

C. 胸腺和骨髓组成

D. 免疫器官、免疫细胞和免疫分子组成

E. T 细胞和 B 细胞组成

2. 中枢免疫器官是（　　　）

A. T 细胞分化成熟的部位

B. B 细胞分化成熟的部位

C. T 细胞和 B 细胞分化成熟的部位

D. B 细胞聚集和启动免疫应答的部位

E. 免疫细胞发生、分化、发育和成熟的部位

3. 哺乳类动物的中枢免疫器官包括（　　　）

A. 淋巴结和脾脏　　　　　　　B. 胸腺和骨髓

C. 腔上囊和胸腺　　　　　　　D. 骨髓和黏膜相关淋巴组织

E. 淋巴结和骨髓

4. 外周免疫器官包括（　　　）

A. 骨髓、淋巴结、脾脏

B. 胸腺、脾脏、黏膜相关淋巴组织

C. 腔上囊、扁桃体、淋巴结

D. 脾脏、淋巴结、黏膜相关淋巴组织

E. 扁桃体、骨髓、淋巴结

5. 绝大多数 T 细胞分化成熟的场所是（　　）

A. 骨髓　　　　　　　B. 腔上囊　　　　　　C. 脾脏

D. 胸腺　　　　　　　E. 淋巴结

6. 人类 B 细胞分化成熟的场所是（　　）

A. 骨髓　　　　　　　B. 腔上囊　　　　　　C. 脾脏

D. 胸腺　　　　　　　E. 淋巴结

7. 成熟免疫细胞寄居的场所是（　　）

A. 胸腺　　　　　　　B. 胰腺　　　　　　　C. 腔上囊

D. 卵黄囊　　　　　　E. 脾脏

8. 人体内单位体积最大的免疫器官是（　　）

A. 扁桃体　　　　　　B. 阑尾　　　　　　　C. 脾脏

D. 胸腺　　　　　　　E. 淋巴结

9. 属于黏膜相关淋巴组织的是（　　）

A. 骨髓　　　　　　　B. 胸腺　　　　　　　C. 脾脏

D. 扁桃体　　　　　　E. 淋巴结

10. 数量最多的免疫器官是（　　）

A. 骨髓　　　　　　　B. 胸腺　　　　　　　C. 脾脏

D. 肾脏　　　　　　　E. 淋巴结

11. 免疫活性细胞是（　　）

A. T 细胞和 B 细胞　　B. NK 细胞　　　　　C. 巨噬细胞

D. 单核细胞　　　　　E. T 细胞和 NK 细胞

12. Tc 细胞表面特有的标志是（　　）

A. CD3　　　　　　　B. CD8　　　　　　　C. CD4

D. TCR　　　　　　　E. CD2

四、简答题

简述免疫系统的组成及各成分的主要作用。

第六章

主要组织相容性复合体

学习内容提炼，涵盖重点考点

第一节　主要组织相容性复合体的概念及基因结构

* （一）主要组织相容性复合体的概念

1. 组织相容性　是指器官或组织移植时供者与受者相互接受的程度。

2. 组织相容性抗原　这种代表个体特异性且存在于机体组织细胞表面的抗原称为组织相容性抗原，其中能引起迅速而强烈排斥反应的称为主要组织相容性抗原；反之，则称为次要组织相容性抗原。主要组织相容性抗原系统是由多种抗原成分组成的抗原系统。

3. MHC　编码该抗原系统的基因群即为主要组织相容性复合体（MHC），MHC 编码的抗原分子称为 MHC 分子，即主要组织相容性抗原（分子）。因首先在人类白细胞上发现且含量最高，故又称人类白细胞抗原（HLA）。

（二）HLA 复合体的基因结构

MHC 结构十分复杂，表现为多基因性和多态性。

1. 定位　第 6 号染色体的短臂。

2. 分区　分Ⅰ、Ⅱ、Ⅲ类基因区。

3. 组成

（1）经典 MHC 基因

1）经典 MHC Ⅰ类基因：包括 A、B、C 3 个座位，编码 HLA Ⅰ类分子。

2）经典 MHC Ⅱ类基因：包括 HLA-DP、-DQ、-DR 3 个亚区，编码 HLA Ⅱ类分子。

（2）免疫功能相关基因

第二节　HLA 分子的结构、分布与功能

（一）HLA 分子的结构

1. MHC Ⅰ类分子　α 链和 β2m 非共价结合的异二聚体分子。

2. MHC Ⅱ类分子　α 链和 β 链非共价结合的异二聚体分子。两条肽链均由胞外区、跨膜区和胞内区组成。

＊（二）HLA 分子的分布

1. 经典 MHC Ⅰ类分子　广泛分布于所有有核细胞表面，包括血小板和网织红细胞。各种细胞表达密度不同，以淋巴细胞密度最高。少数细胞如分化到某一阶段的滋养层细胞、神经原细胞和精细胞不表达Ⅰ类分子。

2. 经典 MHC Ⅱ类分子　主要分布于单核/巨噬细胞（Mon/Mφ）、树突状细胞（DC）和 B 细胞等抗原递呈细胞（APC）表面。某些情况下，活化的 T 细胞、胸腺上皮细胞、血管内皮细胞等也表达。

＊（三）HLA 分子的功能

1. 作为抗原呈递分子参与特异性免疫应答

（1）参与免疫应答的发生和调节。

（2）参与 T 细胞的分化发育过程。

（3）参与对免疫应答的遗传调控。

（4）引起移植排斥反应。

2. 免疫功能相关基因的编码分子参与非特异性免疫应答

第三节　HLA 在医学上的意义

（一）HLA 与疾病的关系

1. HLA 与疾病的相关性　有助于诊断和预测某些疾病，并进行免疫干预。

2. HLA 表达异常与某些疾病的关系

（1）HLA Ⅰ类分子表达异常：肿瘤细胞表面表达 HLA Ⅰ类分子缺失、变异或密度降低，使 CTL 不能对其识别。

（2）HLA Ⅱ类分子表达异常：B 细胞及其他 APC 细胞表面，HLA Ⅱ类分子表达缺陷，APC 抗原递呈功能障碍；某些器官特异性自身免疫病的靶细胞可异常表达 HLA Ⅱ类分子，就可能将自身抗原递呈给自身反应性 T 细胞，从

而启动自身免疫应答。

（二）HLA 与器官移植的关系

被移植器官或组织的存活率高低，与供、受者间的 HLA 是否匹配或匹配程度密切相关。

（三）HLA 在法医学上的应用

由于 HLA 复合体的高度多态性，个体的 HLA 复合体可视为伴随个体终生的特异性遗传标记。故 HLA 基因型或表现型检测，已成为法医学上个体识别和亲子鉴定的重要手段。

模拟试题测试，提升应试能力

一、名词解释

MHC

二、选择题

1. 关于 MHC I 类分子，下列哪项是正确的（　　）

A. 只存在于红细胞上　　　　B. 只存在于淋巴细胞上

C. 只存在于巨噬细胞上　　　D. 只存在于白细胞上

E. 存在于一切有核细胞上

2. 下述哪种细胞不表达 MHC II 类分子（　　）

A. B 细胞　　　　　　B. 巨噬细胞　　　　　C. 胸腺上皮细胞

D. 血管内皮细胞　　　E. 静止期 T 细胞

3. 下列哪种细胞不表达 HLA I 类抗原（　　）

A. T 淋巴细胞　　　　B. B 淋巴细胞　　　　C. 成熟的红细胞

D. 上皮细胞　　　　　E. 中性粒细胞

4. 与 MHC I 类分子结合的 CD 分子是（　　）

A. CD2　　　　　　　B. CD8　　　　　　　C. CD4

D. CD3　　　　　　　E. CD19

5. 与 MHC II 类分子结合的 CD 分子是（　　）

A. CD2　　　　　　　B. CD8　　　　　　　C. CD4

D. CD3　　　　　　　E. CD20

三、简答题

简述 HLA 分子的种类、分布和功能。

第七章

免疫应答

学习内容提炼，涵盖重点考点

第一节　免疫应答的概念、类型、过程及特点

＊（一）免疫应答的概念

免疫应答（immune response，Ir）是指机体免疫系统受抗原刺激后，免疫系统识别和清除抗原的全过程。

免疫应答最基本的生物学意义是识别"自己"与"非己"，从而清除体内的抗原性异物，以保持内环境相对稳定。但在某种情况下，免疫应答也可能对机体造成损伤，引起超敏反应性疾病或其它免疫相关性疾病。

＊（二）免疫应答的类型

1. 天然免疫应答，亦称为非特异性免疫应答，是机体遇病原体后，首先并迅速起防御作用，是生物体在长期种系发育和进化过程中逐渐形成的一系列防御功能。

获得性免疫应答，亦称为特异性免疫应答：是机体接受抗原刺激后产生的，在非特异性免疫应答的基础上建立的，参与特异性免疫应答的细胞主要包括 T 细胞、B 细胞和抗原提呈细胞。

2. 特异性免疫应答根据其效应机制，可分为 B 细胞介导的体液免疫应答，T 细胞介导的细胞免疫应答。

3. 根据抗原进入体内次数的不同，分为初次应答和再次应答。

4. 根据免疫活性细胞对抗原刺激的反应结果，分为正免疫应答和负免疫应答（又称免疫耐受）。

5. 生理性免疫应答（免疫保护） 正常情况下，机体对"非己"抗原产生正应答，以免遭外源性抗原侵害；机体对自身抗原则产生负应答（即免疫耐受），以保护组织器官不受自身免疫系统攻击而发生损伤。

病理性免疫应答：某些情况下，机体免疫应答发生异常：若对非己抗原应答过强，可导致超敏反应；应答过弱，或产生负应答，则导致免疫功能低下或缺失，易发生严重微生物感染或肿瘤；若对自身抗原产生正应答，则导致自身免疫病。

*（三）免疫应答的基本过程

1. 抗原呈递和识别阶段（感应阶段） 指对抗原的摄取、加工、递呈的一系列过程。

2. 活化、增殖和分化阶段（反应阶段） 指 T、B 细胞接受抗原刺激后活化、增殖和分化的阶段。

3. 效应阶段 指产生特异性抗体或致敏淋巴细胞发挥免疫效应和进行免疫调节的阶段。

*（四）免疫应答的主要特点

1. 特异性

2. 记忆性

3. 放大性

4. MHC 限制性

第二节 T 细胞介导的细胞免疫应答

细胞免疫分别由 $CD8^+CTL$ 和 $CD4^+Th$ 细胞所介导的特异性免疫应答。T 细胞接受抗原刺激后活化增殖为致敏 T 细胞（又称效应 T 细胞），同时分化为少数的记忆 T 细胞，通过致敏 T 细胞的细胞毒作用及分泌细胞因子发挥细胞免疫效应。细胞免疫通常由 TD 抗原诱发，主要针对细胞内的抗原物质发挥免疫作用。

（一）抗原呈递和识别阶段

1. APC 呈递抗原

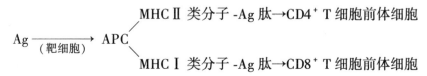

2. T 细胞对抗原的识别

（1）CD4$^+$T 细胞通过 TCR 识别 APC 表面的抗原肽-MHC Ⅱ 类分子复合物，即 T 细胞的双识别。

（2）CD8$^+$T 细胞通过 TCR 识别靶细胞表面的抗原肽-MHC Ⅰ 类分子复合物，即 T 细胞的双识别。

（二）活化、增殖和分化阶段

1. 效应 CD4$^+$Th1 细胞的形成

（1）T 细胞活化的第一信号   双识别

APC 递呈的 MHC Ⅱ-Ag 肽复合体与 TCR 特异性结合，MHC Ⅱ 类分子与 CD4 相结合，使静止的 T 细胞成为活化的 T 细胞。

（2）T 细胞活化的第二信号

众多协同刺激分子（B7 等）$\xrightarrow{结合}$ 相应协同受体（CD28）

　　　（APC 上）　　　　　　　　　　（Th 细胞上）

（3）以 IL-12 为主的细胞因子作用下，增殖、分化为效应 CD4$^+$Th1 细胞。

2. 效应 CD8$^+$ Tc 细胞的形成

（1）T 细胞活化的第一信号   双识别

靶细胞表面的 MHC Ⅰ-Ag 肽复合体与 TCR 特异性结合，MHC Ⅰ 类分子与 CD8 相结合，使静止的 T 细胞成为活化的 T 细胞。

（2）T 细胞活化的第二信号

众多协同刺激分子（B7 等）$\xrightarrow{结合}$相应协同受体（CD28）

　　　（靶细胞上）　　　　　　　　　（Tc 细胞上）

（3）以 IL-2 为主的细胞因子作用下，增殖、分化为效应 CD8$^+$Tc 细胞。

3. 记忆性 T 细胞的形成

（三）效应阶段

1. 效应 CD4$^+$Th1 细胞的作用　分泌细胞因子 Th1 细胞在接触相应的抗原时，可释放多种细胞因子，作用于有关的免疫细胞，增强免疫效应。Th1 细胞分泌的多种细胞因子是Ⅳ型超敏反应的分子基础。

（1）IL-2

（2）IFN-γ

（3）TNF-β

2. 效应 CD8$^+$Tc 细胞的作用

（1）促使靶细胞裂解

（2）促使靶细胞凋亡

* （四）细胞免疫的生物学效应

1. 抗胞内寄生性病原体感染的作用

2. 抗肿瘤免疫

3. 免疫病理性损伤作用

第三节　B 细胞介导的体液免疫应答

成熟 B 细胞在特异性抗原刺激下，B 细胞被激活、克隆扩增、分化为浆细胞并产生抗体，同时分化为少数的记忆 B 细胞。此即特异性体液免疫应答。

引起体液免疫的 B 细胞有 B$_1$ 和 B$_2$ 两个亚群。

* （一）B 细胞对 TD 抗原的免疫应答

1. 抗原呈递和识别阶段

（1）APC 摄取、加工和呈递抗原。

（2）Th 细胞对抗原的识别过程。

（3）B 细胞对抗原的识别过程。

2. 活化、增殖和分化阶段

（1）Th 细胞的激活及其对 B 细胞的辅助过程。

（2）B 细胞的活化、增殖和分化过程。

3. 效应阶段

（1）中和作用。

（2）调理作用。

（3）细胞溶解作用。

（4）ADCC 作用。

（5）免疫病理性损伤作用。

（二）B 细胞对 TI 抗原的免疫应答

TI 抗原有两类即 TI-1 抗原和 TI-2 抗原，可直接激活 B 细胞，不需 Th 细胞的辅助，即可诱导产生以 IgM 为主的亲和力较低的抗体，不产生免疫记忆。

* （三）抗体产生的一般规律

1. 初次应答　指抗原物质第一次进入机体引起的体液免疫应答，特点如下。

（1）潜伏期长，需 1~2 周时间血清中才出现抗体。

（2）抗体含量少而且效价低。

（3）抗体在体内维持时间短。

（4）抗体以 IgM 类抗体为主，而且抗体的亲和力低。

在初次应答中，机体对抗原的反应慢，对抗原的清除能力弱。如果某种病原体第一次侵入机体，则引起疾病的可能性就很大。

2. 再次应答　机体再次接触相同抗原所产生的免疫应答，特点如下。

（1）潜伏期短，一般为 1~2 天，原因是抗原直接刺激记忆细胞使其活化增殖，产生抗体，所以反应迅速。

（2）抗体产生量多而且效价高。

（3）抗体在体内维持时间长。

（4）主要为 IgG 类抗体，亲和力高。

在再次应答中，机体对抗原的反应快，对抗原的清除能力强。如果某种相同的病原体再次侵入机体，则引起疾病的可能性就小。人类利用接种疫苗来预防传染病（即人工自动免疫）的理论基础就是再次免疫应答的免疫学特点。

3. 抗体产生规律的意义

（1）检测特异性 IgM 可作为感染的早期诊断指标。

（2）检测患者疾病早期和恢复期双份血清特异性抗体的效价，如抗体滴度增长 4 倍及以上有助于诊断疾病及评估疾病的转归。

（3）制订最佳免疫方案，采用再次或多次加强免疫，可使免疫机体产生高效价、高亲和力的抗体。

模拟试题测试，提升应试能力

一、名词解释

1. 免疫应答　　2. 体液免疫　　3. 细胞免疫

二、填空题

1. 免疫应答过程大致可分为三个阶段，分别为_____、_____和_____。

2. 特异性细胞免疫的效应细胞主要包括_____和_____。

3. 抗原识别是指初始 T 细胞表面的_____与抗原提呈细胞表面的____
____的特异性结合。

三、选择题

1. 抗原初次刺激后最先产生的抗体是（　　　）

A. IgM　　　　　　　　　B. IgG　　　　　　　　　C. IgE

D. SIgA　　　　　　　　E. IgD

2. Th 细胞的主要功能是（　　　）

A. 抗原提呈　　　　　　　B. 中和作用　　　　　　　C. 激活补体

D. 分泌细胞因子　　　　　E. 吞噬作用

3. 免疫应答过程不包括（　　　）

A. B 细胞在骨髓内分化成熟

B. B 细胞对抗原的特异性识别

C. 巨噬细胞对抗原的处理和提呈

D. T、B 细胞的活化、增殖、分化

E. 效应细胞产生效应分子

4. 关于再次应答，下列说法错误的是（　　　）

A. 再次应答较初次应答的潜伏期短

B. 抗体浓度增加快

C. 抗体维持时间长

D. 诱发再次应答所需抗原剂量大

E. 主要产生高亲和力的 IgG 抗体

5. 再次应答中产生的抗体主要是（　　　）

A. IgG　　　　　　　　　B. IgM　　　　　　　　　C. IgE

D. IgD　　　　　　　　　E. IgA

6. 再次免疫应答是基于（　　　）

A. 记忆性细胞活化　　　　B. 补体激活

C. 肥大细胞脱颗粒　　　　D. 巨噬细胞的吞噬作用

E. NK 细胞的杀伤作用

四、简答题

1. 简述免疫应答的类型、特点和基本过程。

2. 简述抗体产生的一般规律及意义。

3. 分别简述体液免疫和细胞免疫的生物学效应。

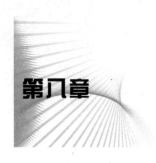

第八章

抗感染免疫

第一节 概 述

* （一）概念

抗感染免疫是机体抵抗病原生物及其有害产物的防御功能，包括固有免疫应答和适应性免疫应答，两者协同完成。

* （二）分类

1. 固有免疫应答（先天性免疫应答或非特异性免疫应答） 是指机体在种系发生和进化过程中逐渐形成的天然免疫防御功能，构成机体抵御病原生物入侵的第一道防线。参与固有免疫的细胞如单核-巨噬细胞、树突状细胞、粒细胞、NK 细胞等。

特点：

（1）生来就有，可稳定遗传，同一物种的正常个体间差异不大。

（2）初次与抗原接触即能发挥效应，具有即刻、快速的免疫作用，但缺乏抗原特异性和记忆性。

（3）对适应性免疫应答的产生具有启动作用，是特异性免疫应答的基础。

2. 适应性免疫应答（获得性免疫应答或特异性免疫应答） 是指宿主出生后，体内抗原特异性 T/B 淋巴细胞接受抗原刺激后，自身活化、增殖、分化为效应细胞，产生一系列生物学效应的全过程。

特点:

(1) 发生较晚,在固有免疫应答之后。

(2) 具有特异性和记忆性。

(3) 并非生来就有,后天获得,不可遗传。

第二节 固有免疫应答的抗感染免疫作用

(一) 屏障结构

1. 皮肤黏膜屏障

2. 血-脑脊液屏障

3. 胎盘屏障

(二) 吞噬细胞

1. 分类 小吞噬细胞(中性粒细胞)和大吞噬细胞(单核-巨噬细胞)

2. 吞噬过程

(1) 趋化与黏附。

(2) 吞入病原体。

(3) 杀灭与破坏病原体。

3. 吞噬结果

(1) 完全吞噬。

(2) 不完全吞噬。

(3) 组织损伤。

(4) 提呈抗原。

(三) 自然杀伤细胞

自然杀伤细胞(natural killer cell,NK)是机体重要的非特异性免疫细胞,不仅可直接杀伤感染细胞,无需抗原预先刺激,不受 MHC 限制,发挥作用早,与抗肿瘤、抗病毒感染和免疫调节有关,而且在某些情况下参与超敏反应和自身免疫性疾病的发生。

(四) 体液因素

1. 补体

2. 溶菌酶

3. 干扰素

第三节　适应性免疫应答的抗感染免疫作用

抗病原体特异性免疫应答可分为两种类型：消除性免疫和非消除性免疫。

（一）抗细菌免疫

1. 抗胞外细菌免疫　因胞外细菌主要存在于细胞外，所以发挥作用以体液免疫为主。

2. 抗胞内细菌免疫　胞内细菌常被单核-巨噬细胞吞噬，因抗吞噬能力较强，结果常发生不完全吞噬，因特异性抗体不能进入细胞内发挥作用，因此发挥作用主要靠细胞免疫。

（二）抗病毒免疫

病毒是专性细胞内寄生病原体，对释放至细胞外的病毒主要由体液免疫发挥作用，对细胞内的寄生病毒主要由细胞免疫发挥作用。

（三）抗真菌免疫

皮肤黏膜屏障对于阻止真菌病的发生发挥着重要的作用，CD4$^+$Th1 介导的细胞免疫在抗深部真菌感染中起重要作用。

（四）抗寄生虫免疫

大多数情况下，人体感染寄生虫后可产生作用比较弱的特异性免疫应答。

模拟试题测试，提升应试能力

一、名词解释

1. 非特异性免疫　　2. 特异性免疫　　3. 完全吞噬　　4. 不完全吞噬

二、填空题

1. 机体的非特异性免疫由_____、_____、_____三部分组成。

2. 屏障结构由_____、_____、_____三部分组成。

三、选择题

1. 以下哪种物质不是固有免疫分子（　　　）

A. 补体　　　　　　　　　　　　B. 抗体

C. 溶菌酶　　　　　　　　　　　D. 抗菌肽

E. 干扰素

2. 关于固有免疫，以下错误的是（　　　）

A. 属于非特异性免疫　　　　　　　　B. 即时应答、作用时间短

C. 免疫细胞为 T 细胞、B 细胞等　　　D. 无免疫记忆

E. 免疫细胞主要为巨噬细胞、中性粒细胞

3. 同时具有吞噬杀菌作用和抗原提呈作用的细胞是（　　　）

A. 中性粒细胞　　　　　　　　　　　B. 树突样细胞

C. 巨噬细胞　　　　　　　　　　　　D. B 细胞

E. NK 细胞

4. 在非特异性和特异性免疫应答各阶段均起重要作用的细胞是（　　　）

A. 中性粒细胞　　　　　　　　　　　B. 树突样细胞

C. 巨噬细胞　　　　　　　　　　　　D. B1 细胞

E. NK 细胞

5. 完全吞噬指吞噬细胞（　　　）

A. 吞噬入侵的全部细菌　　　　　　　B. 吞噬的细菌全部被杀死

C. 反复吞噬细菌　　　　　　　　　　D. 将细菌转移到淋巴结

E. 在杀伤细菌的同时自身也溶解

6. 妊娠初期母体被病毒感染后易发生胎儿畸形的原因是（　　　）

A. 胸腺发育未成熟

B. 胎盘屏障发育未完善

C. 皮肤屏障未发育完善

D. 外周免疫器官发育未完善

E. 血-脑脊液屏障发育尚未完善

四、简答题

简述固有免疫应答和适应性免疫应答的概念、区别及其关系。

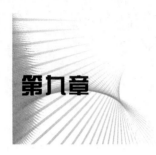

第九章

超 敏 反 应

学习内容提炼，涵盖重点考点

* 超敏反应（hypersensitivity）（变态反应）：对某些抗原初次应答后，致敏机体再次接触相同抗原刺激后，引起的以自身组织损伤和/或生理功能紊乱为主的特异性免疫应答。

* 超敏反应本质上属于异常或病理性免疫应答，故也具有特异性和记忆性。引起超敏反应的抗原称为变应原。易发生超敏反应的个体，多有家族史，临床上称其为过敏体质。

* Coombs 和 Gell 据发生机制和临床特点分为：

Ⅰ型——速发型 ⎫
Ⅱ型——细胞毒型 ⎬ 抗体介导 经血清被动转移
Ⅲ型——免疫复合物型 ⎭
Ⅳ型——迟发型　T 细胞介导　经淋巴细胞被动转移

第一节　Ⅰ型超敏反应（过敏反应）

Ⅰ型超敏反应又称为速发型超敏反应。

*（一）特点

（1）反应发生快，消退也快。

（2）由 IgE 抗体介导；组胺等生物介质参与反应；一般只导致机体出现功能紊乱，无明显的组织损伤（反复发生的晚期相反应例外）。

（3）有明显的个体差异和遗传倾向。对变应原易产生 IgE 类抗体的患者，称为特应性素质个体。

* （二）机制

1. 参与成分

（1）变应原：引起 I 型超敏反应的变应原主要有植物花粉、抗毒素血清、动物皮毛及皮屑、真菌孢子、菌丝等，以及牛奶、鸡蛋、鱼、虾等食物和青霉素、链霉素、普鲁卡因、有机碘等药物，食品添加剂，防腐剂，寄生虫代谢产物，石油，化纤，橡胶，塑料，农药和各种工业三废等。

（2）IgE 抗体：IgE 抗体由鼻咽、扁桃体、气管及胃肠道黏膜等处固有层淋巴组织中的浆细胞合成。IgE 具有牢固的亲细胞性，与肥大细胞或嗜碱性粒细胞表面 IgE Fc 受体结合，使机体处于致敏状态。

（3）肥大细胞、嗜碱粒细胞和嗜酸粒细胞：参与 I 型超敏反应的效应细胞主要是肥大细胞和嗜碱粒细胞。肥大细胞主要分布在皮肤、呼吸道和消化道等黏膜下层结缔组织中的小血管周围以及内脏器官包膜中，嗜碱粒细胞存在于血液中。这两类细胞表面均表达高亲和力 IgE Fc 受体，可与 IgE 结合。细胞内含有大量颗粒，受刺激时可合成和释放多种生物活性介质，导致 I 型超敏反应的发生。

（4）生物活性介质：活化的肥大细胞和嗜碱粒细胞可释放多种生物活性介质，它们是预先合成并储存于颗粒内的介质（如组胺、激肽酶原、嗜酸性粒细胞趋化因子等）和新合成的介质（如白三烯、前列腺素 D_2、血小板活化因子等）。

2. 发生过程

（1）致敏阶段：变应原 $\xrightarrow{\text{初次}}$ 特应性个体──→特异性 IgE ──→与肥大细胞和嗜碱粒细胞表面的 Fc εR I 结合（致敏靶细胞的形成）

（2）激发阶段：变应原 $\xrightarrow{\text{再次}}$ 特应性个体──→变应原与致敏肥大细胞和嗜碱粒细胞表面的 IgE 结合──→Fc εR I 交联──→释放细胞内预合成的介质（如组胺等）和新合成的介质（如白三烯等）

（3）效应阶段：活性介质作用于靶组织和器官引起局部或全身发生反应（毛细血管扩张、通透性增加；平滑肌收缩；黏膜腺体分泌增强──→全身性过敏反应、呼吸道过敏反应、皮肤过敏反应、消化道过敏反应）。

* （三）临床常见的Ⅰ型超敏反应性疾病

1. 全身性过敏反应

（1）药物过敏性休克：以青霉素常见。

（2）血清过敏性休克

（3）其他：蛇毒、蜂毒、食物等也可导致过敏性休克。

2. 呼吸道过敏反应

（1）支气管哮喘

（2）过敏性鼻炎

3. 皮肤过敏反应　摄入或接触某些变应原或肠道内寄生虫感染等可引起皮肤过敏反应，表现为皮肤出现风团、红斑、血管神经性水肿或全身性荨麻疹等症状，可在 15～20min 或数小时后消退。特应性皮炎又称异位性皮炎、湿疹，是常见的皮肤过敏反应性疾病。

4. 消化道过敏反应　少数人进食鱼、虾、蛋、牛奶及服用某些药物后，可引起恶心、呕吐、腹泻、腹痛等症状。该症患者其胃肠道 sIgA 含量明显减少，并多伴有蛋白水解酶缺乏。因此，患者肠黏膜防御作用减弱，且肠内某些食物蛋白尚未完全分解即通过黏膜被吸收，从而作为过敏原诱发消化道超敏反应的发生。

第二节　Ⅱ型超敏反应

* Ⅱ型超敏反应是由 IgG 和 IgM 类抗体与靶细胞表面相应抗原结合后，在补体、吞噬细胞和 NK 细胞的参与下，引起的以细胞溶解或组织损伤为主的病理性免疫反应。故又称细胞毒型或细胞溶解型超敏反应。

（一）发生机制

1. 引起Ⅱ型超敏反应的变应原　主要包括：①同种异型抗原；②吸附于细胞表面的药物半抗原；③外源性抗原与正常组织细胞之间的共同抗原；④感染、药物和理化因素所致改变的自身抗原。

2. 抗体、补体和效应细胞的作用　参与Ⅱ型超敏反应的抗体主要是 IgG 和 IgM 类抗体，其损伤机制包括：①激活补体的靶细胞溶解作用；②ADCC 破坏靶细胞；③抗体的调理吞噬靶细胞作用。

（二）临床常见的Ⅱ型超敏反应性疾病

1. 输血反应

2. 新生儿溶血症

3. 药物过敏性血细胞减少症

4. 自身免疫性溶血性贫血

5. 甲状腺功能亢进

第三节　Ⅲ型超敏反应

＊Ⅲ型超敏反应是由中等大小可溶性免疫复合物沉积于局部或全身多处毛细血管基底膜后，激活补体，吸引血小板聚集、并在嗜碱粒细胞、肥大细胞和中性粒细胞等参与作用下，引起的以充血水肿、局部坏死和中性粒细胞浸润为主要特征的炎症反应和组织损伤。Ⅲ型超敏反应又称免疫复合物型或血管炎型超敏反应。

（一）发生机制

可溶性抗原$\xrightarrow{刺激}$机体$\xrightarrow{产生}$抗体（IgG、IgM、IgA）——→形成中等大小可溶性免疫复合物——→沉积于毛细血管基底膜——→激活补体、血小板、嗜碱粒细胞和肥大细胞，中性粒细胞浸润——→水肿、组织损伤、局部缺血出血——→导致局部或全身免疫复合物病

（二）临床常见的Ⅲ型超敏反应性疾病

1. 局部免疫复合物病

（1）Arthus 反应

（2）类 Arthus 反应

2. 全身免疫复合物病

（1）血清病

（2）链球菌感染后肾小球肾炎

（3）类风湿关节炎

（4）系统性红斑狼疮

第四节　Ⅳ型超敏反应

＊Ⅳ型超敏反应是由效应 T 细胞再次接触相同抗原后引起的以单个核细胞浸润和组织细胞损伤为主要特征的免疫病理过程。发生较慢，当再次接触

相同抗原后 24~72 小时方可出现炎症反应，故又称迟发型超敏反应（DTH）。此型超敏反应与抗体和补体无关，而与效应 T 细胞和巨噬细胞及其产生的细胞因子或细胞毒性介质有关。

（一）发生机制

Ⅳ型超敏反应与细胞免疫应答的发生机制基本相同，但两者的结果不同。具有保护性作用的免疫应答称细胞免疫，表现出炎症损伤的称Ⅳ型超敏反应。

1. 变应原　引起Ⅳ型超敏反应的抗原主要有胞内寄生菌和其他胞内寄生物（某些真菌、病毒、寄生虫等）、药物、染料、油漆、塑料、农药和移植抗原等。

2. 机制　效应或记忆 T 细胞再次与相应抗原接触，通过分泌细胞因子，释放穿孔素、颗粒酶等直接杀死靶细胞，引起以单个核细胞浸润为主的免疫病理性炎症。

（二）临床常见的Ⅳ型超敏反应性疾病

1. 传染性迟发型超敏反应

2. 接触性皮炎

3. 移植排斥反应

第五节　四型超敏反应的比较

四型超敏反应的参与成分及发生机制不同，临床疾病类型各异（表9-1）。

＊表 9-1　四型超敏反应要点比较

型别	参加成分	发病机理	临床常见病
Ⅰ型（速发型）	IgE（IgG4）	IgE 黏附于肥大细胞或嗜碱粒细胞表面的 FcεR 上，变应原与细胞表面的 IgE 结合，靶细胞脱颗粒，释放生物活性介质，作用于效应器官	药物过敏性休克、血清过敏性休克、支气管哮喘、花粉症、变应性鼻炎、荨麻疹、食物过敏症等
Ⅱ型（细胞毒型）	IgG、IgM、补体、巨噬细胞、NK 细胞	在补体、巨噬细胞、NK 细胞等协同作用下溶解靶细胞	输血反应、新生儿溶血症、免疫性血细胞减少症、抗膜性肾小球肾炎等
例外：细胞刺激型	IgG	抗体使细胞功能活化，表现为分泌增加或细胞增殖等	甲状腺功能亢进（Graves 病）

型别	参加成分	发病机理	临床常见病
Ⅲ型（免疫复合物型）	IgG、IgM、IgA 补体、中性粒细胞	中等大小的免疫复合物沉积于血管壁基底膜，激活补体，吸引中性粒细胞、释放溶酶体酶，引起炎症反应	血清病、免疫复合物型肾小球性肾炎、系统性红斑狼疮等
Ⅳ型（迟发型）	T 细胞	致敏 T 细胞再次与抗原相遇，直接杀伤靶细胞或产生各种淋巴因子，引起炎症	传染性变态反应、接触性皮炎

第六节　超敏反应的防治原则

＊Ⅰ型超敏反应的防治原则。

（一）查明变应原，避免再接触

临床确定变应原最常用的方法是直接皮肤试验，如青霉素皮肤试验、动物免疫血清皮肤试验等。

（二）特异性脱敏疗法和减敏疗法

1. 脱敏治疗　主要针对异种免疫血清皮试阳性但又必须使用治疗时，可采用小剂量、短间隔（20~30分钟）、多次注射的方法进行。

2. 减敏治疗　适宜对已查明而难以避免接触的变应原，可采用小剂量、间隔较长时间（1周左右）、反复多次皮下注射相应变应原的方法进行。

（三）药物防治

（1）抑制生物活性介质合成与释放的药物如阿司匹林等。

（2）生物活性介质拮抗药如苯海拉明等。

（3）改善效应器官反应性的药物如肾上腺素等。

模拟试题测试，提升应试能力

一、名词解释

1. 超敏反应　　2. 变应原

二、填空题

1. 超敏反应是一种以机体_____或_____为主的特异性免疫应答。

2. 参与Ⅱ型超敏反应的的 Ab 主要是_____和_____类 Ab。

3. 参与Ⅱ型超敏反应的的 Ab 主要是_____和_____类 Ab。

4. Ⅰ、Ⅱ、Ⅲ型超敏反应由_____介导，可由_____被动转移。

5. Ⅳ型超敏反应由_____介导，可由_____被动转移。

三、选择题

1. 介导I型超敏反应的生物活性物质主要由下列哪一种细胞释放的（　　　）

A. 巨噬细胞　　　　　　B. 单核细胞　　　　　　C. 肥大细胞

D. B 细胞　　　　　　　E. 中性粒细胞

2. 哪些细胞表达高亲和力的 FcERI（　　　）

A. 单核细胞、巨噬细胞　　　　　　B. 中性粒细胞、肥大细胞

C. 中性粒细胞、嗜碱粒细胞　　　　D. 肥大细胞、嗜碱粒细胞

E. 嗜酸粒细胞、嗜碱粒细胞

3. 介导Ⅰ型超敏反应的抗体主要是（　　　）

A. IgG　　　　　　　　B. IgD　　　　　　　　C. IgE

D. IgM　　　　　　　　E. IgA

4. T 细胞介导的超敏反应是（　　　）

A. Ⅰ型超敏反应　　　　B. Ⅱ型超敏反应　　　　C. Ⅲ型超敏反应

D. Ⅳ型超敏反应　　　　E. Ⅴ型超敏反应

5. 关于Ⅳ型超敏反应哪一项是正确的（　　　）

A. 以中性粒细胞浸润为主的炎症

B. 抗原注入后 4 小时达到反应高峰

C. 补体参与炎症的发生

D. 能通过血清 Ig 被动转移

E. 以单个核细胞浸润为主的炎症

6. 下列哪一项属于Ⅳ型超敏反应（　　　）

A. 过敏性休克　　　　　　　　　　B. 血清病

C. 类风湿性关节炎　　　　　　　　D. 结核菌素皮肤试验阳性

E. 系统性红斑狼疮

7. 属于Ⅰ型超敏反应的疾病是（　　　）

A. 新生儿溶血症　　　　　　　　　B. 系统性红斑狼疮性肾炎

C. 接触性皮炎　　　　　　　　　　D. 自身免疫性疾病

E. 青霉素过敏性休克

8. 属于Ⅱ型超敏反应的疾病是（　　　）

A. 新生儿溶血症   B. 系统性红斑狼疮

C. 血清病   D. 接触性皮炎

E. 青霉素过敏性休克

9. 属于Ⅲ型超敏反应的疾病是 （   ）

A. 新生儿溶血症   B. 输血反应   C. 血清病

D. 接触性皮炎   E. 青霉素过敏性休克

10. 抗体介导的超敏反应有 （   ）

A. Ⅰ、Ⅱ、Ⅳ型超敏反应   B. Ⅰ、Ⅱ、Ⅲ型超敏反应

C. Ⅰ、Ⅲ、Ⅳ型超敏反应   D. Ⅱ、Ⅲ、Ⅳ型超敏反应

E. Ⅱ、Ⅲ型超敏反应

11. 脱敏治疗可用于 （   ）

A. 冷空气过敏   B. 食物过敏   C. 血清病

D. 接触性皮炎   E. 血清过敏性休克

12. 青霉素可以引起哪些类型的超敏反应 （   ）

A. Ⅰ、Ⅱ型超敏反应   B. Ⅰ、Ⅱ、Ⅲ型超敏反应

C. Ⅱ、Ⅳ型超敏反应   D. Ⅰ、Ⅱ、Ⅲ、Ⅳ型超敏反应

E. Ⅰ、Ⅱ、Ⅳ型超敏反应

13. 与Ⅱ型超敏反应发生无关的是 （   ）

A. 补体   B. 吞噬细胞   C. 肥大细胞

D. IgG   E. IgM

14. 引起Ⅲ型超敏反应组织损伤的主要细胞是 （   ）

A. 巨噬细胞   B. 血小板   C. 淋巴细胞

D. 中性粒细胞   E. NK 细胞

15. 关于Ⅰ型超敏反应皮肤试验哪一项是错误的 （   ）

A. 一般在15～20分钟观察结果   B. 局部皮肤有丘疹，周围有红晕

C. 组织改变为局部水肿、充血   D. 可检测引起Ⅰ型超敏反应的变应原

E. 可有单个核细胞浸润

四、简答题

1. 简述超敏反应的特点和分型。

2. 青霉素过敏性休克和吸入花粉引起的支气管哮喘属于哪一型超敏反应？其发病机制是什么？

3. 试比较四型超敏反应的主要特征。

第十章

免疫学应用

学习内容提炼，涵盖重点考点

第一节　免疫学诊断

＊（一）抗原抗体的检测

抗原抗体检测技术的基本原理是在一定条件下（温度、pH 值、离子浓度等），抗原与相应抗体在体外特异性结合并出现肉眼可见（或借助仪器可检测到）的抗原抗体复合物。利用原理可进行抗原或抗体的定性检测或定量检测。定性检测既可用已知抗体检测标本中有无相应抗原，也可用已知抗原检测标本中有无相应抗体；定量检测指根据特异性抗原抗体反应程度的不同可对某些物质进行定量检测。

＊1. 抗原抗体反应的特点

（1）特异性：是指任何抗原只能与其刺激机体后产生的抗体结合的特性。

（2）比例性：是指抗原与相应抗体发生可见反应需要遵循一定的量比关系。

（3）可逆性：是指抗原与相应抗体结合形成复合物后，在一定条件下又可解离为游离的抗原和抗体的特性。

（4）阶段性：抗原抗体反应可分为两个阶段：第一阶段是特异性结合阶段，仅需数秒至数分钟；第二阶段为可见反应阶段，发生较慢，常需要数分钟至数小时。

＊2. 抗原抗体反应的基本类型

（1）凝集反应：是指颗粒性抗原（如细菌、红细胞等）与相应抗体结合后，在一定条件（适量的电解质、合适的酸碱度和温度）下，可出现肉眼可见的凝集现象（凝集颗粒或团块）。

1）直接凝集反应：指在适当电解质参与下，颗粒性抗原直接与相应抗体结合，当两者比例适当时出现肉眼可见的凝集现象。常用的方法有：玻片凝集法和试管凝集法。

2）间接凝集反应：是将可溶性抗原（抗体）吸附在一种与免疫无关的载体颗粒上，使之成为致敏颗粒后，与相应抗体（抗原）作用，在适宜条件下出现肉眼可见的凝集现象。常用的方法有：间接凝集试验和间接凝集抑制试验。

（2）沉淀反应：是指可溶性抗原与相应抗体发生特异性结合，在适当条件（适量的电解质、合适的酸碱度和温度）下，形成肉眼可见的沉淀现象。

1）单向琼脂扩散试验

2）双向琼脂扩散试验

（3）免疫标记技术：是指利用荧光素、酶、放射性核素等物质标记抗原或抗体所进行的抗原抗体反应。此技术既可测未知抗原，又可测未知抗体，其优点是特异性强、灵敏度高、快速，能定性、定量甚至定位，故临床应用广泛。

1）酶免疫分析技术：以酶标记的抗原或抗体作为主要试剂，检测样品中相应的抗体或抗原，特点是将抗原-抗体反应的特异性与酶催化底物的放大作用和高敏感性相结合的免疫检测技术。常用的方法是酶联免疫吸附试验（ELISA）。

2）荧光免疫技术：是抗原抗体反应的特异性和荧光技术的敏感性结合的免疫检测方法。常用的方法是荧光抗体染色技术。

3）放射免疫技术：是以放射性核素为示踪物质的标记免疫分析技术。

4）金标记免疫技术：是以胶体金颗粒作为示踪标志物标记抗体或抗原，以检测未知抗原或抗体的免疫标记技术。

（二）细胞免疫的检测

1. T 细胞总数及亚群检测

2. T 细胞功能测定　淋巴细胞转化试验（T 细胞增殖试验）。

3. 细胞免疫功能检测的皮肤试验

（1）结核菌素试验

（2）PHA 皮肤试验

第二节　免疫学预防

机体特异性免疫的获得方式有自然免疫和人工免疫。

$$*特异性免疫\begin{cases}自然免疫\begin{cases}自然主动免疫：显性感染、隐性感染等\\自然被动免疫：母体通过胎盘传给胎儿IgG\end{cases}\\人工免疫\begin{cases}人工主动免疫：接种疫苗、类毒素等\\人工被动免疫：注射丙种球蛋白、抗毒素等\end{cases}\end{cases}$$

*（一）人工主动免疫

人工主动免疫又称人工自动免疫，是指将疫苗等抗原物质接种机体，使机体产生特异性免疫的方法，也称预防接种。习惯上将细菌性制剂、病毒性制剂及类毒素等人工免疫制剂统称为疫苗。

*1. 灭活疫苗　亦称为死疫苗，是指选用免疫原性强的病原体，经大量培养后，用理化方法灭活制备而成的疫苗。常用的灭活疫苗有伤寒、乙型脑炎、狂犬疫苗等。

*优点：

（1）稳定，易于保存和运输。

（2）不受循环抗体的影响。

（3）安全性好，能杀灭任何可能污染的生物因子。

*缺点：

（1）在灭活过程中可能损害或改变有效的抗原决定簇，需多次注射，并要进行加强免疫。

（2）产生的免疫效果维持时间短，免疫效果不佳，不产生局部抗体。

（3）只能通过注射方式（通常为肌内注射）接种。

*2. 减毒活疫苗　亦称为活疫苗，是用减毒或无毒的活病原微生物制备而成的制剂。常用的有麻疹疫苗、脊髓灰质炎疫苗、卡介苗等。

*优点：

（1）类似自然感染过程，在机体内可复制增殖，免疫作用时间长，1次免疫可产生持久的免疫效应。

（2）免疫效果牢固，可形成体液免疫和细胞免疫，产生局部和全身免疫。

（3）除注射接种（通常为皮下注射）外，可采取自然感染的途径（如口服、喷雾等）进行免疫。

＊缺点：

（1）不稳定，不易于保存和运输；易受光和热影响。

（2）疫苗中可能污染不利的因子。

（3）受循环抗体、病毒等因素影响，所有干扰病原微生物在体内繁殖的因素，都可引起疫苗免疫失败。

（4）在体内有毒力返祖的潜在危险。

（5）免疫缺陷患者或正接受免疫抑制治疗的病人可引起严重或致命的反应。

＊3. 类毒素　是细菌的外毒素用 $0.3\% \sim 0.4\%$ 的甲醛溶液处理后，使其毒性消失而仍保留其免疫原性。常用的有白喉、破伤风类毒素等。白喉类毒素、破伤风类毒素与百日咳死疫苗混合可制成百、白、破三联疫苗。

4. 新型疫苗

（1）亚单位疫苗

（2）合成肽疫苗

（3）基因工程疫苗

（4）结合疫苗

（5）DNA 疫苗

＊（二）人工被动免疫

人工被动免疫是指给机体直接注射含有特异性抗体或细胞因子的制剂，使机体立即获得某种特异性免疫力，以治疗或紧急预防感染的措施。

1. 抗毒素　是用外毒素或类毒素免疫健康动物后采血分离制备的免疫血清，具有能中和细菌外毒素毒性的作用，主要用于治疗或紧急预防外毒素所致的疾病。常用的有破伤风抗毒素、白喉抗毒素等。由于抗毒素对人体而言是异种蛋白质，因此使用前应做皮肤试验，以防止 I 型超敏反应的发生。

2. 人工免疫球蛋白制剂　是从大量混合血浆或胎盘血中分离制成的免疫球蛋白浓缩剂，该类制剂中含有的抗体种类和含量因不同地区和人群的免疫状况而不同。

3. 细胞因子与单克隆抗体　该类制剂是近几年来研制的新型免疫治疗剂，可能将成为肿瘤及艾滋病等的治疗制剂。

*人工主动免疫与人工被动免疫的区别要点

	人工主动免疫	人工被动免疫
接种/输入的物质	抗原（疫苗、类毒素等）	抗体、活化的淋巴细胞、细胞因子等
免疫产生的时间	慢，1~4周	快，立即
免疫维持的时间	较长，半年至数年	较短，2~3周
主要用途	疾病的特异性预防	疾病的治疗或紧急预防

（三）过继免疫

过继免疫是指采取自体淋巴细胞，在体外培养经淋巴因子白细胞介素-2激活增殖后回输患者体内，直接杀伤肿瘤或激发机体抗肿瘤免疫效应的方法。

*（四）计划免疫

计划免疫是根据特定传染病的疫情监测和人群免疫状况分析，按照规定的免疫程序，有计划、有组织地利用疫苗进行免疫接种，以提高人群的免疫水平，最终达到预防、控制乃至消灭相应传染病的目的而采取的重要措施。

我国计划免疫工作的主要内容是"五苗防七病"，五苗是卡介苗、脊髓灰质炎疫苗、百白破三联疫苗、麻疹疫苗和乙肝疫苗，七病主要是结核病、脊髓灰质炎、百日咳、白喉、破伤风、麻疹和乙型肝炎。2007年国家扩大了计划免疫免费提供的疫苗种类，将原有的"五苗七病"基础上增加到15种传染病。新增了甲型肝炎疫苗、乙脑疫苗、流脑多糖疫苗、风疹疫苗、腮腺炎疫苗、钩体病疫苗、流行性出血热疫苗和炭疽疫苗。

第三节　免疫学治疗

免疫学治疗是指利用免疫学原理，针对疾病发生的机制，人为地增强或抑制机体的免疫功能，达到治疗疾病的目的。

（一）分子治疗

分子治疗是指给机体输入分子制剂（抗体、细胞因子及微生物制剂等），以调节机体特异性免疫应答。

（二）细胞治疗

细胞治疗是指给机体输入细胞制剂，以增强机体的特异性免疫应答，如使用细胞疫苗、干细胞移植等。

（三）生物应答调节剂治疗

生物应答调节剂是指具有促进或调节免疫功能的制剂，该制剂主要针对免疫功能低下者有促进和调节作用。如卡介苗、多糖类物质和胸腺肽等。

（四）免疫抑制剂治疗

免疫抑制剂可用于抑制机体的免疫功能，治疗自身免疫性疾病及防止移植排斥反应的发生等。免疫抑制剂主要包括化学合成剂如糖皮质激素、环磷酰胺等和微生物制剂如环孢素等。

模拟试题测试，提升应试能力

一、名词解释

1. 凝集反应　　2. 免疫标记技术　　3. 人工主动免疫　　4. 人工被动免疫　　5. 类毒素　　6. 抗毒素

二、填空题

1. 抗原或抗体检测方法常见的有_____、_____、_____。

2. 免疫标记技术常见的标记物是_____、_____、_____。

3. 人工免疫包括_____、_____。

4. 人工主动免疫常用的制剂有_____、_____、_____。

5. 人工被动免疫常用的制剂有_____、_____。

三、选择题

1. 指出哪一种是自然被动免疫（　　　）

A. 通过胎盘或初乳得到的免疫　　　B. 传染病后的免疫

C. 接种疫苗后得到的免疫　　　　　D. 接种抗毒素得到的免疫

E. 天然血型抗体的产生

2. 病愈后获得的对这种病的抵抗力为（　　　）

A. 人工被动免疫　　　　　B. 人工主动免疫　　　　　C. 自然被动免疫

D. 自然主动免疫　　　　　E. 被动免疫

3. 指出哪一种是人工被动免疫（　　　）

A. 接种类毒素得到的免疫　　　B. 接种抗毒素得到的免疫

C. 接种疫苗得到的免疫　　　　D. 通过胎盘或初乳得到的免疫

E. 传染病后的免疫

4. 活疫苗与死疫苗比较，活疫苗（　　　）

A. 由较弱的或无毒力的活病原微生物制成　　　　B. 接种次数少

C. 不适反应较小　　　　　　　　　　　　　　D. 不适反应较大

E. 上述 A、B、C 都对

5. 下列能用于人工被动免疫的制品有（　　　）

（1）活疫苗；（2）抗毒素；（3）免疫球蛋白制剂；（4）破伤风类毒素

A. （1）（2）（3）和（4）　　B. （2）（3）　　　　C. （3）（4）

D. （1）（2）　　　　　　　　E. （1）（2）（3）

6. 对健康人和儿童预防接种的方法是（　　　）

A. 人工自动免疫　　　　　B. 人工被动免疫　　　　C. 自然被动免疫

D. 自然主动免疫　　　　　E. 被动免疫

7. 在抗原抗体反应中，哪一项是错误的（　　　）

A. 抗原抗体特异性结合　　　B. 抗原抗体结合稳定、不可逆

C. 抗原抗体按一定比例结合　D. 反应受温度影响

E. 反应受酸碱度影响

8. 下列哪项不是抗原抗体反应所应具有的特征（　　　）

A. 特异性结合后立即出现可见反应

B. 表面结合，也可分离

C. 两者非共价键结合

D. 反应受电解质、酸碱度和温度的影响

E. 能否出现可见反应取决于抗原与抗体的浓度和比例

9. ABO 血型鉴定（　　　）

A. 双向琼脂扩散　　　　　B. 放射免疫检测法　　　C. 单向琼脂扩散

D. 直接凝集实验　　　　　E. 间接凝集实验

10. 免疫增强疗法不宜用于（　　　）

A. 感染　　　　　　　　　B. 低免疫球蛋白血症　　C. 肿瘤

D. 炎症　　　　　　　　　E. 艾滋病

四、简答题

1. 简述抗原抗体反应的特点。

2. 比较人工主动免疫与人工被动免疫的特点。

3. 分别简述死疫苗和活疫苗的优缺点。

4. 归纳类毒素与抗毒素的区别。

第二篇　医学微生物学

第十一章

微生物概述

学习内容提炼，涵盖重点考点

第一节　微生物概念及分类

(一) 微生物的概念

存在于自然界的一大群个体微小、结构简单、肉眼不能直接看见，必须借助光学显微镜或电子显微镜放大数百、数千甚至数万倍才能观察到的微小生物。

* (二) 微生物的分类

根据分化程度，微生物分为三大类 (表 11-1)。

表 11-1　微生物的分类

种类	细胞结构	核酸	特点	代表
非细胞型微生物	无典型细胞结构	DNA 或 RNA，两者不同时存在	无产生能量的酶系统，只能在活细胞内生长繁殖	病毒
原核细胞型微生物	无核膜、核仁，仅有核糖体	DNA 和 RNA		细菌、支原体、衣原体、立克次体、螺旋体、放线菌
真核细胞型微生物	细胞核分化程度很高，有核膜核仁，细胞器完整	DNA 和 RNA		真菌

1. 真核细胞型微生物   细胞核分化程度高，有核膜核仁，细胞器完整，如真菌。

2. 原核细胞型微生物   无核膜核仁，只有原始核，包括细菌、放线菌、支原体、衣原体、立克次体、螺旋体。

3. 非细胞型微生物   不具备细胞结构，不能独立代谢，严格胞内寄生，如病毒、亚病毒。

第二节   微生物与人类的关系

病原微生物：少数具有致病性，能引起人类和动、植物病害的微生物。

1. 微生物与自然界的物质循环

2. 微生物与工、农业的关系

第三节   医学微生物学及其研究成果

（一）微生物学

微生物学是生命科学中的一门重要学科，主要研究微生物的基本形态与结构、生长繁殖与代谢、遗传与变异及其与人类、动植物、自然界的相互关系。

（二）医学微生物学

医学微生物学作为微生物学的一个重要分支，主要研究与医学相关的病原微生物的生物学特性、致病与免疫机制、检测方法以及与其相关的感染性疾病的防治措施，以达到控制和消灭感染性疾病以及与之相关的免疫性疾病，保障人类健康的目的。

模拟试题测试，提升应试能力

一、名词解释

1. 微生物   2. 病原微生物   3. 微生物学   4. 医学微生物学

二、填空题

1. 微生物包括_____、_____和_____三大部分。

2. 原核细胞型微生物包括_____、_____、_____、_____、_____、_____，共六类微生物。

3. 病毒必须在_____内才能增殖，为_____型微生物。

4. 法国学者_____通过实验证明有机物的发酵与腐败都是由_____引起的。

5. 首先发现烟草花叶病毒的是_____国学者_____。

三、选择题

1. 下列描述的微生物特征中，不是所有微生物共同特征的是（   ）

A. 个体微小
B. 分布广泛
C. 种类繁多
D. 可无致病性
E. 只能在活细胞内生长繁殖

2. 不属于原核细胞型的微生物是（   ）

A. 螺旋体
B. 放线菌
C. 病毒
D. 细菌
E. 立克次体

3. 属于真核细胞型的微生物是（   ）

A. 螺旋体
B. 放线菌
C. 真菌
D. 细菌
E. 立克次体

4. 细菌属于原核细胞型微生物的主要依据是（   ）

A. 含有 DNA 和 RNA 两种核酸

B. 仅有原始核结构，无核膜和核仁

C. 二分裂方式繁殖

D. 有细胞壁

E. 对抗生素敏感

四、简答题

微生物分哪三类，各有何特点？

第十二章

细菌的形态与结构

学习内容提炼，涵盖重点考点

第一节　细菌的大小和形态

（一）细菌的大小

观察细菌常采用光学显微镜（油镜），一般以微米（μm）为单位。

（二）细菌的形态

1. 球菌（双球菌、链球菌、葡萄球菌、四联球菌、八叠球菌）

2. 杆菌（链杆菌、棒状杆菌、球杆菌、分枝杆菌、双歧杆菌）

3. 螺形菌（弧菌、螺菌、螺杆菌）

第二节　细菌的结构

基本结构：细胞壁、细胞膜、细胞质、核质。

特殊结构：荚膜、鞭毛、菌毛、芽胞。

（一）基本结构

*1. 细胞壁（表12-1）

表12-1　G^+菌 与 G^-菌细胞壁的比较

细胞壁结构	革兰阳性菌 G^+	革兰阴性菌 G^-
肽聚糖组成	由聚糖骨架、四肽侧链、五肽交联桥构成坚韧三维立体结构	由聚糖骨架、四肽侧链构成疏松二维平面网络结构

细胞壁结构	革兰阳性菌 G⁺	革兰阴性菌 G⁻
肽聚糖厚度	20~80nm	10~15nm
肽聚糖层数	可达 50 层	仅 1~2 层
肽聚糖含量	占胞壁干重 50%~80%	仅占胞壁干重 5%~20%
磷壁酸	有	无
外膜	无	有

（1）革兰阳性菌（G⁺）：革兰染色呈紫色。

1）肽聚糖：又称黏肽，由聚糖骨架、四肽侧链和五肽交联桥三部分组成。

2）磷壁酸：可分为壁磷壁酸和膜磷壁酸。

（2）革兰阴性菌（G⁻）：革兰染色呈红色。

1）肽聚糖：仅由聚糖骨架和四肽侧链两部分组成，没有五肽交联桥。

2）外膜：由脂蛋白、脂质双层、脂多糖（LPS）组成。

脂多糖（LPS）：由类脂和多糖组成，是 G⁻ 菌的内毒素，与细菌的致病性有关，由三种成分组成：

1）脂质 A：内毒素的毒性和生物学活性的主要成分，无种属特异性，不同细菌的脂质 A 骨架基本一致，故不同细菌产生的内毒素的毒性作用均相似。

2）核心多糖：有属特异性，位于脂质 A 的外层。

3）特异多糖：即 G⁻ 菌的菌体抗原（O 抗原），是脂多糖的最外层。

（3）细胞壁的功能：①维持菌体固有的形态，并保护细菌抵抗低渗环境；②与细胞膜共同参与体内外物质交换；③决定细菌的免疫原性，诱发机体的免疫应答；④G⁻ 菌的脂多糖是内毒素，与细菌的致病性有关。

（4）细菌细胞壁缺陷型（细菌 L 型）：细菌细胞壁的肽聚糖结构受到理化或生物因素的直接破坏或合成被抑制，这种细胞壁受损的细菌在高渗环境下仍可存活者称为细菌细胞壁缺陷型。

2. 细胞膜　主要功能：①物质转运；②呼吸和分泌；③生物合成；④参与细菌分裂：细菌部分细胞膜内陷、折叠、卷曲形成的囊状物，称为中介体。

3. 细胞质

（1）核糖体：链霉素（与细菌核糖体的 30S 亚基结合）和红霉素（与细菌核糖体的 50S 亚基结合）均能干扰其蛋白质合成，从而杀死细菌，但对人体核糖体无害。

（2）质粒：染色体外的遗传物质，为闭合环状的双链DNA。

（3）胞质颗粒：细菌贮存的营养物质。异染颗粒（嗜碱性强，用甲基蓝染色时着色较深呈紫色）常见于白喉棒状杆菌。

4. 核质　细菌的遗传物质。由单一密闭环状DNA分子反复回旋、卷曲、盘绕，形成松散网状结构，无核膜、核仁和有丝分裂器。

* （二）特殊结构

1. 荚膜　包绕在细胞壁外的一层黏液性物质，为多糖或蛋白质的多聚体，用理化方法去除后并不影响细菌细胞的生命活动。

（1）厚度≥0.2μm边界明显的称为荚膜或大荚膜；厚度＜0.2μm的为微荚膜。

（2）若黏液物质疏松地附着于菌细胞表面，边界不明显且易被洗脱者称为黏液层。

（3）大多数细菌的荚膜为多糖，多糖分子组成和构型的多样化使其结构极为复杂，成为血清学分型的基础。

（4）荚膜对一般碱性染料亲和力低，不易着色。

荚膜的功能：①抗吞噬作用；②黏附作用；③抗有害物质的损伤作用。

2. 鞭毛　包括：单毛菌、双毛菌、丛毛菌、周毛菌。

鞭毛的功能：①运动；②具有免疫性；③鉴别细菌；④与致病性有关。

3. 菌毛　必须用电子显微镜观察

（1）普通菌毛：与细菌黏附有关。

（2）性菌毛：仅见于少数 G^- 菌，具有传递遗传物质作用。

4. 芽胞　细菌的休眠形式，芽胞具有完整的核质、酶系统和合成菌体组分的结构，能保存细菌的全部生命必须物质，芽胞形成后细菌即失去繁殖能力。一个细菌只形成一个芽胞，一个芽胞也只能生成一个菌体。

芽胞的功能：①鉴别细菌；②抵抗力强；③以杀死芽胞作为判断灭菌效果的标准。

第三节　细菌的形态检查方法

（一）不染色标本检查法

主要用于观察细菌动力，常用悬滴法和压滴法。

（二）染色标本检查法

1. 单染色法　用一种染料染色，主要观察细菌的大小、形态和排列方式，但不能观察细菌的染色性及结构。

2. 复染色法　用2种或2种以上的染料进行染色，既可以观察细菌的大小、形态与排列方式，又能鉴别细菌的染色性。

（1）革兰染色法

步骤：①细菌标本涂片固定后，用碱性染料结晶紫初染；②加碘液媒染；③用酒精脱色；④用稀释复红复染。

意义：①鉴别细菌；②指导临床选择药物；③分析细菌致病性。

（2）抗酸染色法

（3）特殊染色法

模拟试题测试，提升应试能力

一、名词解释

1. 细胞壁　　2. 质粒　　3. 细菌 L 型　　4. 鞭毛　　5. 菌毛　　6. 荚膜　　7. 芽胞　　8. 中介体

二、填空题

1. 测量细菌大小的单位是_____。

2. 细菌的基本形态有_____、_____和_____。

3. 细菌细胞内的遗传物质有_____和_____两种，其中_____不是细菌生命活动所必需的。

4. 细菌的菌毛有_____和_____两种，前者与_____有关，后者具有_____作用。

5. 革兰染色的步骤是：先用_____初染，次加_____媒染，然后用_____脱色，最后以_____复染，阳性菌呈_____色，阴性菌呈_____色。

6. 细菌的特殊结构有_____、_____、_____和_____。

7. 革兰阴性菌细胞壁的脂多糖包括_____、_____和_____ 3 种成分。

8. 革兰阴性菌细胞壁的肽聚糖是由_____、_____构成。

9. 革兰阳性菌细胞壁的主要结构肽聚糖，是由_____、_____和_____构成。

10. 细菌的特殊结构中，具有抗吞噬作用的是_____，具有黏附作用的是_____，能传递遗传物质的是_____，运动器官是_____。

11. 细菌形态学检查中最常用的染色方法是_____。

12. 维持细菌外形的主要结构是_____。

13. 青霉素抑制革兰阳性细菌细胞壁上_____的合成。

14. 细菌蛋白质的合成工具是_____，由沉降系数分别为_____小亚基和_____大亚基组成；链霉素能与_____结合，干扰细菌蛋白质的合成。

15. 按细菌鞭毛的数目和排列方式，将鞭毛菌分为_____、_____、_____和周毛菌 4 种。

16. 细菌细胞膜的主要功能有_____、_____、_____、_____。

17. 某些细菌胞浆内的_____可用于鉴别细菌。

18. _____为细胞膜内陷形成的囊状或管状结构。

三、选择题

1. 与动物细胞比较，细菌所特有的一种重要结构是（　　）

A. 核蛋白体　　　　　　B. 线粒体　　　　　　C. 高尔基体

D. 细胞膜　　　　　　　E. 细胞壁

2. 与细菌的运动有关的结构是（　　）

A. 鞭毛　　　　　　　　B. 菌毛　　　　　　　C. 纤毛

D. 荚膜　　　　　　　　E. 轴丝

3. 与内毒素有关的细菌结构是（　　）

A. 外膜　　　　　　　　B. 核膜　　　　　　　C. 线粒体膜

D. 荚膜　　　　　　　　E. 细胞膜

4. 芽胞与细菌有关的特性是（　　）

A. 抗吞噬作用　　　　　B. 产生毒素　　　　　C. 耐热性

D. 黏附于感染部位　　　E. 侵袭力

5. 细菌的"核质以外的遗传物质"是指（　　）

A. mRNA　　　　　　　B. 核蛋白体　　　　　C. 质粒

D. 异染颗粒　　　　　　E. 性菌毛

6. 与细菌黏附于黏膜的能力有关的结构是（　　）

A. 菌毛　　　　　　　　B. 荚膜　　　　　　　C. 中介体

D. 胞浆膜　　　　　　　　E. 鞭毛

7. 性菌毛的功能是（　　　）

A. 抗吞噬作用　　　　　B. 有助于细菌黏附　　　C. 与细菌运动有关

D. 能在细菌间传递质粒　E. 使细菌进行二分裂繁殖

8. 不属于细菌基本结构的是（　　　）

A. 鞭毛　　　　　　　　B. 细胞质　　　　　　　C. 细胞膜

D. 核质　　　　　　　　E. 细胞壁

9. 内毒素的主要成分为（　　　）

A. 肽聚糖　　　　　　　B. 蛋白质　　　　　　　C. 鞭毛

D. 核酸　　　　　　　　E. 脂多糖

10. 细菌所具有的细胞器是（　　　）

A. 高尔基体　　　　　　B. 内质网　　　　　　　C. 中介体

D. 线粒体　　　　　　　E. 核蛋白体

11. 与致病性相关的细菌结构是（　　　）

A. 中介体　　　　　　　B. 细胞膜　　　　　　　C. 异染颗粒

D. 芽胞　　　　　　　　E. 荚膜

12. G^+ 与 G^- 细菌的细胞壁肽聚糖结构的主要区别在于（　　　）

A. 聚糖骨架　　　　　　B. 四肽侧链　　　　　　C. 五肽交联桥

D. β-1，4 糖苷键　　　　E. N-乙酰葡糖胺与 N-乙酰胞壁酸的排列顺序

13. 青霉素的抗菌作用机理是（　　　）

A. 干扰细菌蛋白质的合成　　　　B. 抑制细菌的核酸代谢

C. 抑制细菌的酶活性　　　　　　D. 破坏细胞壁中的肽聚糖

E. 破坏细胞膜

14. 有关 G^+ 菌细胞壁的特点不正确的是（　　　）

A. 主要成分是黏肽　　　B. 含有磷壁酸　　　　　C. 对青霉素敏感

D. 含有大量脂多糖　　　E. 易被溶菌酶裂解

15. 溶菌酶杀灭细菌的作用机理是（　　　）

A. 裂解肽聚糖骨架的 β-1，4 糖苷键

B. 竞争肽聚糖合成中所需的转肽酶

C. 与核蛋白体的小亚基结合

D. 竞争性抑制叶酸的合成代谢

E. 破坏细胞膜

16. G⁻菌细胞壁内不具有的成分是 （ ）

A. 黏肽   B. 磷壁酸   C. 脂蛋白

D. 脂多糖   E. 外膜

17. 必须用电子显微镜才能观察到的结构是 （ ）

A. 荚膜   B. 菌毛   C. 核质

D. 鞭毛   E. 异染颗粒

18. 维持细菌固有形态的结构是 （ ）

A. 细胞壁   B. 细胞膜   C. 荚膜

D. 芽胞   E. 细胞质

19. G⁺菌细胞壁的特点是 （ ）

A. 较疏松   B. 无磷壁酸   C. 有脂多糖

D. 有脂蛋白   E. 肽聚糖含量多

20. 有关质粒的描述哪项是错误的 （ ）

A. 细菌生命活动不可缺少的基因

B. 为细菌染色体以外的遗传物质

C. 具有自我复制；传给子代的特点

D. 可从一个细菌转移至另一个细菌体内

E. 可自行丢失

21. 关于细菌的核，错误的描述是 （ ）

A. 具有完整的核结构   B. 为双股 DNA

C. 是细菌生命活动必需的遗传物质   D. 无核膜

E. 无核仁

22. 对外界抵抗力最强的细菌结构是 （ ）

A. 细胞壁   B. 荚膜   C. 芽胞

D. 核质   E. 细胞膜

23. 关于细胞壁的功能不应包括 （ ）

A. 维持细菌固有形态   B. 保护细菌抵抗低渗环境

C. 具有抗吞噬作用   D. 具有免疫原性

E. 与细胞膜共同完成细菌细胞内外物质交换

24. 细菌缺乏下列哪种结构在一定条件下仍可存活 （ ）

A. 细胞壁   B. 细胞膜   C. 细胞质

D. 核质   E. 以上均可

25. 有关荚膜描述错误的是（　　）

A. 具有免疫原性，可用于鉴别细菌　　　B. 可增强细菌对热的抵抗力

C. 具有抗吞噬作用　　　D. 一般在机体内形成

E. 化学成分可是多糖，也可是多肽等

26. 革兰染色所用染液的顺序是（　　）

A. 稀释复红-碘液-乙醇-结晶紫　　　B. 结晶紫-乙醇-碘液-稀释复红

C. 结晶紫-碘液-乙醇-稀释复红　　　D. 稀释复红-乙醇-结晶紫-碘液

E. 稀释复红-结晶紫-碘液-乙醇

27. 细菌的芽胞是（　　）

A. 细菌的繁殖形式　　　B. 细菌的有性遗传物质

C. 仅在肠杆菌科出现　　　D. 通常是在缺氧条件下形成

E. 细菌在不利环境条件下形成的休眠体

28. 红霉素抗菌的机制是（　　）

A. 破坏细胞壁　　　B. 溶解细胞膜　　　C. 干扰 DNA 复制

D. 干扰蛋白质合成　　　E. 降低代谢性酶类的活性

29. 细菌的革兰染色性不同是因为（　　）

A. 细胞壁结构不同　　　B. 细胞核结构不同

C. 细胞膜结构不同　　　D. 胞浆颗粒的有无或不同

E. 质粒的有无

30. 细菌形态学检查最常用的染色方法是（　　）

A. 抗酸染色法　　　B. 特殊染色法　　　C. 暗视野染色法

D. 美兰染色法　　　E. 革兰染色法

31. 测量细菌大小常用的单位是（　　）

A. mm　　　B. μm　　　C. nm

D. pm　　　E. cm

32. 细菌具有抗吞噬作用的结构是（　　）

A. 细胞壁　　　B. 荚膜　　　C. 芽胞

D. 鞭毛　　　E. 菌毛

33. 普通菌毛是细菌的一种（　　）

A. 细长波浪状的丝状物　　　B. 运动器官

C. 多糖质　　　D. 可传递遗传物质的器官

E. 黏附结构

34. 与细菌侵袭力直接有关的结构是（　　）

A. 质粒　　　　　　　B. 异染颗粒　　　　　C. 芽胞

D. 中介体　　　　　　E. 荚膜

35. 细菌细胞膜的功能不包括（　　）

A. 物质交换作用　　　B. 呼吸作用　　　　　C. 维持细菌的外形

D. 合成和分泌作用　　E. 物质转运

四、简答题

1. 比较 G⁺菌和 G⁻菌的细胞壁结构。

2. 细菌特殊结构有哪些，各有何意义？

3. 革兰染色法有何实际意义？

第十三章

细菌的生长繁殖与代谢

学习内容提炼，涵盖重点考点

第一节 细菌的生长繁殖

* （一）细菌生长繁殖的条件

1. 营养物质　水、碳源、氮源、无机盐及生长因子为细菌的代谢及生长繁殖提供必需的原料和充足的能量。

2. 酸碱度（pH）　多数病原菌最适 pH 为 7.2~7.6，而结核杆菌最适 pH 为 6.5~6.8，霍乱弧菌最适 pH 为 8.4~9.2。

3. 温度　病原菌最适温度为 37℃。

4. 气体　主要是氧气和二氧化碳。

根据细菌代谢时对氧气的需要与否分四类：

（1）专性需氧菌：具有完善的呼吸酶系统，需要分子氧作为受氢体以完成需氧呼吸，仅能在有氧环境下生长。

（2）微需氧菌：在低氧压（5%~6%）生长最好。

（3）兼性厌氧菌：兼有有氧呼吸和无氧发酵两种功能，在有氧、无氧环境中均能生长，但以有氧时生长较好。大多数病原菌属于此。

（4）专性厌氧菌：缺乏完善的呼吸酶系统，只能进行无氧发酵，必须在无氧环境中生长。

CO_2 对细菌生长也很重要，大部分细菌在代谢中产生的 CO_2 可满足需要，个别细菌初次分离时需人工供给 5%~10% CO_2。

（二）细菌生长繁殖的规律

1. 细菌个体的生长繁殖规律

（1）繁殖方式：细菌以简单的二分裂方式进行无性繁殖。

（2）繁殖速度：繁殖一代所需时间（代时）约20~30min。但少数细菌代时较长，如结核分枝杆菌代时为18小时。

2. 细菌群体的生长繁殖规律　迟缓期、对数期、稳定期、衰退期。繁殖规律-生长曲线如图13-1。

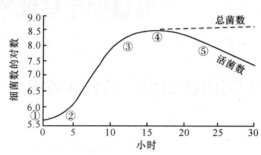

图13-1　繁殖规律-生长曲线
①~②迟缓期；②~③对数期；③~④稳定期；④~⑤衰亡期

（1）迟缓期：细菌被接种培养基的最初一段时间，主要是适应新环境，同时为分裂繁殖作物质准备，此时细菌体积比较大，含有丰富的酶和中间代谢产物。

（2）对数期：细菌分裂繁殖最快的时期，菌数以几何级数增长，研究细菌的最佳时期。

（3）稳定期：由于营养物质的消耗，代谢产物的堆积，繁殖数与死亡数几乎相等。活菌数保持稳定。一些细菌的芽胞、外毒素和抗生素等代谢产物大多在稳定期产生。

（4）衰退期：繁殖变慢，死菌数超过活菌数。细菌形态发生改变，生理活动趋于停滞。

第二节　细菌的人工培养

（一）培养基

是人工配制的适合细菌生长繁殖的营养物质。

1. 按物理性状分类

（1）液体培养基

（2）半固体培养基

（3）固体培养基

2. 按用途分类

（1）基础培养基

（2）营养培养基

（3）选择培养基

（4）鉴别培养基

（5）厌氧培养基

（二）细菌在培养基中的生长情况

1. 液体培养基：①均匀混浊生长；②沉淀生长；③菌膜生长。

2. 固体培养基：菌落和菌苔

菌落：单个细菌分裂繁殖成肉眼可见的细菌基团。

（1）光滑型菌落

（2）粗糙型菌落

（3）黏液型菌落

3. 半固体培养基：①扩散生长；②沿穿刺线生长。

（三）人工培养细菌的意义

1. 医学：①感染性疾病的诊断与治疗；②细菌的鉴定与研究；③生物制品的制备。

2. 工农业生产

3. 基因工程

第三节　细菌的代谢产物及意义

（一）分解代谢产物及其意义

1. 糖的分解代谢产物及其意义

2. 蛋白质的分解代谢产物及其意义

（1）吲哚实验

（2）硫化氢实验

（二）合成代谢产物及其意义

1. 热原质（致热源）　是细菌合成的一种注入人体或动物体内能引起发热反应的物质。产生致热源的细菌大多为革兰阴性菌，致热源即其细胞壁的脂多糖。

2. 毒素及侵袭性酶

（1）外毒素：多数 G⁺菌和少数 G⁻菌在生长繁殖过程中释放菌体外的蛋白质。

（2）内毒素：G⁻菌细胞壁的脂多糖；外毒素毒性强于内毒素。

（3）侵袭性酶：某些细菌产生的，能损伤机体组织，促使菌体的侵袭和扩散，是细菌重要的致病物质。

3. 色素　①水溶性；②脂溶性。

4. 抗生素　某些微生物代谢过程中产生的一类能抑制或杀死某些其他微生物或肿瘤细胞的物质。抗生素大多由放线菌和真菌产生。

5. 细菌素　某些菌株产生的一类具有抗菌作用的蛋白质。细菌素仅对与产生菌有亲缘关系的细菌有杀伤作用。

6. 维生素

模拟试题测试，提升应试能力

一、名词解释

1. 热原质　　2. 抗生素　　3. 菌落　　4. 细菌素　　5. 培养基

二、填空题

1. 固体培养基是在液体培养基中加入＿＿＿＿＿＿，加热溶化经冷却凝固后即成。

2. 细菌的繁殖方式是＿＿＿＿。绝大多数细菌繁殖一代用时为＿＿＿＿，而结核杆菌繁殖一代用时为＿＿＿＿＿。

3. 半固体培养基多用于检测细菌＿＿＿＿＿。

4. 细菌色素分为＿＿＿＿＿和＿＿＿＿＿两种。

5. 细菌生长繁殖的条件包括充足的＿＿＿＿＿、适宜的＿＿＿＿＿、合适的酸碱度和必需的气体环境。

6. 大多数致病菌生长的最适 pH 为＿＿＿＿＿，最适温度为＿＿＿＿＿，而结核杆菌生长的最适 pH 为＿＿＿＿＿，霍乱弧菌生长的最适 pH 为＿＿＿＿＿。

7. 细菌群体生长的生长曲线可分为＿＿＿＿＿、＿＿＿＿＿、＿＿＿＿＿和＿＿＿＿＿四个时期，细菌的形态、染色、生理等性状均较典型的是＿＿＿＿＿期。

8. 培养基按其用途不同可为＿＿＿＿＿、＿＿＿＿＿、＿＿＿＿＿、＿＿＿＿＿、＿＿＿＿＿。

9. 培养基按物理性状分为_____、_____和_____3类。

10. 细菌在液体培养基中生长可出现_____、_____和_____3种状态。

11. 细菌生长繁殖需要的气体种类主要有_____和_____。

三、选择题

1. 下列物质中不是细菌合成代谢产物的一种是（　　）

A. 色素   B. 细菌素

C. 热原质   D. 抗毒素

E. 抗生素

2. 大肠菌素是属于（　　）

A. 色素   B. 抗生素

C. 内毒素   D. 外毒素

E. 细菌素

3. 去除热原质最好的方法是（　　）

A. 蒸馏法   B. 高压蒸汽灭菌法

C. 滤过法   D. 巴氏消毒法

E. 干烤法

4. 下列哪一项不是抗生素范畴（　　）

A. 可由真菌产生

B. 可由放线菌产生

C. 可由细菌产生

D. 只对产生菌有近缘关系菌有杀伤作用

E. 对微生物有抑制作用

5. 菌落是指（　　）

A. 不同种细菌在培养基上生长繁殖而形成肉眼可见的细胞集团

B. 细菌在培养基上繁殖而形成肉眼可见的细胞集团

C. 一个细菌在培养基上生长繁殖而形成肉眼可见的细胞集团

D. 一个细菌细胞

E. 从培养基上脱落的细菌

6. 下列有关菌落的叙述，错误的是（　　）

A. 可分为 S，R 和 M 型菌落   B. 肉眼可见

C. 由一个细菌形成   D. 一个菌落包含成千上万个细菌

E. 在液体培养基上生长

7. 研究细菌性状最好选用哪个生长期的细菌（　　）

A. 迟缓期　　　　　　　　　　　　B. 对数期

C. 稳定期　　　　　　　　　　　　D. 衰亡期

E. 以上均可

8. 属于专性需氧菌的是（　　）

A. 葡萄球菌　　　　　　　　　　　B. 肺炎球菌

C. 结核杆菌　　　　　　　　　　　D. 大肠杆菌

E. 伤寒杆菌

9. 属于专性厌氧菌的是（　　）

A. 破伤风杆菌　　　　　　　　　　B. 大肠杆菌

C. 痢疾杆菌　　　　　　　　　　　D. 炭疽杆菌

E. 脑膜炎球菌

10. 细菌在下列哪个生长期中最易出现变异（　　）

A. 迟缓期　　　　　　　　　　　　B. 对数期

C. 稳定期　　　　　　　　　　　　D. 衰亡期

E. 以上均可

11. 繁殖速度最慢的细菌是（　　）

A. 链球菌　　　　　　　　　　　　B. 大肠杆菌

C. 破伤风杆菌　　　　　　　　　　D. 葡萄球菌

E. 结核杆菌

12. 肉眼直接观察细菌有无动力常选用（　　）

A. 液体培养基　　　　　　　　　　B. 半固体培养基

C. 固体斜面培养基　　　　　　　　D. 固体平板培养基

E. 选择培养基

13. 大肠杆菌的靛基质试验为阳性，是因为大肠杆菌能分解（　　）

A. 含硫氨基酸　　　　　　　　　　B. 葡萄糖

C. 乳糖　　　　　　　　　　　　　D. 色氨酸

E. 枸橼酸盐

14. 有关热原质的描述错误的是（　　）

A. G⁻菌的热原质就是细胞壁中的脂多糖

B. 可被高压蒸气灭菌所破坏

C. 液体中的热原质可用吸附剂或过滤等方法除去

D. 是许多 G^- 菌、少数 G^+ 菌的一种合成性代谢产物

E. 注入机体可致发热反应

15. 属于细菌分解性代谢产物的是（　　　）

A. 热原质　　　　　　　　　B. 硫化氢

C. 外毒素　　　　　　　　　D. 维生素

E. 抗生素

16. 细菌的分离培养常选用（　　　）

A. 液体培养基　　　　　　　B. 半固体培养基

C. 固体平板培养基　　　　　D. 固体斜面培养基

E. 肉汤培养基

17. 对人致病的细菌大多是（　　　）

A. 专性厌氧菌　　　　　　　B. 专性需氧菌

C. 微需氧菌　　　　　　　　D. 兼性厌氧菌

E. 以上均不对

18. 下列哪项试验不是细菌的生化反应（　　　）

A. 靛基质试验　　　　　　　B. 动力试验

C. 甲基红试验　　　　　　　D. 糖发酵试验

E. 硫化氢试验

19. 细菌的生长繁殖方式是（　　　）

A. 二分裂方式　　　　　　　B. 孢子出芽方式

C. 自我复制方式　　　　　　D. 有丝分裂方式

E. 增殖方式

20. 与细菌致病作用有关的代谢产物不包括（　　　）

A. 热原质　　　　　　　　　B. 细菌素

C. 内毒素　　　　　　　　　D. 外毒素

E. 侵袭性酶

四、简答题

1. 简述细菌生长繁殖需要的条件及人工培养细菌的意义。

2. 细菌在液体培养基上有哪几种生长现象，有何实际意义？

3. 简述细菌合成代谢产物及其医学意义。

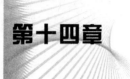

第十四章

细菌的分布与消毒灭菌

学习内容提炼，涵盖重点考点

第一节　细菌的分布

（一）细菌在自然界的分布

1. 土壤中细菌　主要为腐生菌，可由人畜排泄物及尸体污染土壤。致病菌以厌氧芽胞菌为主。

2. 水中细菌　来源于土壤、空气及人畜排泄物。水被污染后，可有肠道致病菌存在。

3. 空气中细菌　致病菌多为呼吸道菌，非致病菌是造成无菌操作污染的主要原因。

（二）细菌在正常人体的分布

1. 正常菌群　在正常人体的体表及与外界相通的腔道中寄居着不同种类和数量的微生物，这些微生物通常对人体无害甚至有益，为人体的正常微生物群，通称为正常菌群。

＊2. 正常菌群的生理意义

（1）生物拮抗作用

（2）营养作用

（3）免疫作用

＊3. 条件致病菌

（1）寄居部位改变

（2）机体免疫功能低下

（3）菌群失调：在应用抗生素治疗感染性疾病的过程中，宿主某部位正常菌群中各菌种间的比例发生较大幅度的变化而产生的疾病。常可引起二重感染或重叠感染，即在抗菌药物治疗感染性疾病的过程中，发生了另一种新致病菌引起的感染。

第二节　消毒与灭菌

* （一）基本概念

1. 消毒　杀死物体上或环境中的病原微生物，并不一定能杀死细菌芽胞或非病原微生物的方法。

2. 灭菌　杀灭物体上所有微生物的方法。

3. 防腐　防止或抑制微生物生长繁殖的方法。

4. 无菌与无菌操作　无菌即不存在活微生物，多是灭菌的结果。无菌操作：防止微生物进入人体或其他物品的操作技术。

5. 卫生清理　将微生物污染了的无生命物体表面还原为安全水平的处理过程。

（二）物理消毒灭菌法

包括热力、辐射、滤过、干燥和低温等。

1. 热力消毒灭菌法　分为干热灭菌和湿热灭菌

（1）干热灭菌法：一般细菌繁殖体在干燥状态下，80~100℃经1小时可被杀死，芽胞则需要更高温度才能被杀死。

1）焚烧：废弃物、尸体

2）灼烧：接种环、试管口

3）干烤：（160~170℃，2h）利用干烤箱灭菌，适用于高温下不变质、不损害、不蒸发的器皿（如：玻璃器皿）。

（2）湿热消毒灭菌法：最常用，在相同温度下湿热灭菌法比干热灭菌法效果更好，因为：①湿热中细菌菌体蛋白较易凝固变性；②湿热的穿透力比干热大；③湿热的蒸汽有潜热效应存在。

1）巴氏消毒法：用较低的温度杀灭液体中的病原菌或特定微生物，以保持物品中所需的不耐热成分不被破坏的消毒方法（61.1~62.8℃ 30min 或71.7℃ 15~30s，主要用于牛乳和酒类消毒）。

2）煮沸法：（100℃，5min）食具、注射器等消毒。

3）流通蒸汽消毒法：（100℃ 15~30min）。

4）间歇蒸汽灭菌法：（100℃ 5~30min，37℃ 24h×3 天）。

5）高压蒸汽灭菌法：压力 103.4kPa（1.05kg/cm^2），温度 121.3℃，时间 15~30min。能够杀灭包括芽胞在内的所有微生物。适用于所有耐高温、高压、耐湿的物品。

2. 紫外线与电离辐射杀菌法：

（1）紫外线：波长 240~300nm 的紫外线具有杀菌作用，其中以 265~266nm 最强。紫外线杀菌机理是干扰细菌 DNA 合成，导致细菌变异和死亡。手术室空气消毒常采用紫外线消毒。

（2）电离辐射：高速电子、X 射线、γ 射线。

（3）微波：波长为 1~1000mm 的电磁波，不能穿透金属表面。微波主要靠热效应发挥作用，且必须在有一定含水量条件下才能显示出来。

3. 滤过除菌法

（三）化学消毒灭菌法

1. 化学消毒剂的杀菌机制

（1）使菌体蛋白变性或凝固

（2）干扰微生物酶系统和代谢

（3）损伤细胞膜和改变细胞膜的通透性

2. 化学消毒剂的主要种类

（1）高效消毒剂：含氯消毒剂、过氧化物消毒剂、醛类消毒剂、烷化剂消毒剂

（2）中效消毒剂：含碘消毒剂、醇类消毒剂

（3）低效消毒剂：表面活性剂、双胍类消毒剂、氧化剂

3. 影响消毒剂消毒灭菌效果的因素

（1）消毒剂的性质、浓度和作用时间

（2）细菌的种类与生活状态

（3）环境因素

模拟试题测试，提升应试能力

一、名词解释

1. 消毒　　2. 灭菌　　3. 防腐　　4. 无菌　　5. 无菌操作　　6. 正常

菌群　　7. 菌群失调

二、填空题

1. 化学消毒剂杀菌或抑菌的作用机理是_____，_____和_____。

2. 干热灭菌法包括_____，_____，_____。

3. 巴氏消毒法常用于消毒_____和_____。

4. 常用的湿热灭菌包括_____，_____，_____、_____和_____。

5. 紫外线杀菌机理是_____，导致细菌_____和_____。

6. 环境中的有机物对细菌有_____作用，其可与消毒剂发生反应，使消毒剂的杀菌力_____。

7. 普通琼脂培养基灭菌可采用_____法。

8. 手术室空气消毒常采用_____法。

9. 用于新生儿滴眼，预防淋球菌感染常用的消毒剂是_____。

10. 葡萄球菌对其敏感，常用于浅表创伤消毒的消毒剂是_____。

11. 一般化学消毒剂在常用浓度下，只对细菌的_____有效。对芽胞需要提高消毒剂的_____和_____方可奏效。

12. 影响化学消毒剂消毒效果的因素主要有_____、_____和_____等。

13. 常用于消毒饮水和游泳池的消毒剂是_____和_____。

14. 生石灰可用于_____和_____的消毒。

15. 酚类消毒剂包括_____和_____。

16. 灭菌的指标是杀死_____，临床上最常用的灭菌方法是_____。

17. 高压蒸汽灭菌法的蒸汽压力为_____，温度达_____，维持时间_____。

三、选择题

1. 关于紫外线杀菌不正确的是（　　　　）

A. 紫外线杀菌与波长有关

B. 紫外线损伤细菌 DNA 构型

C. 紫外线的穿透力弱，故对人体无害

D. 紫外线适用于空气或物体表面的消毒

E. 一般用紫外线灯做紫外线的杀菌处理

2. 关于高压蒸汽灭菌法不正确的是 （　　　）

A. 灭菌效果最可靠，应用最广

B. 适用于耐高温和潮湿的物品

C. 可杀灭包括细菌芽胞在内的所有微生物

D. 通常压力为 2.05kg/cm^2

E. 通常温度为 121.3℃

3. 对普通培养基的灭菌，宜采用 （　　　）

A. 煮沸法　　　　　　　　　　　　B. 巴氏消毒法

C. 流通蒸汽灭菌法　　　　　　　　D. 高压蒸汽灭菌法

E. 间歇灭菌法

4. 关于乙醇的叙述，不正确的是 （　　　）

A. 浓度在 70%~75% 时消毒效果好

B. 易挥发，需加盖保存，定期调整浓度

C. 经常用于皮肤消毒

D. 用于体温计浸泡消毒

E. 用于黏膜及创伤的消毒

5. 欲对血清培养基进行灭菌，宜选用 （　　　）

A. 间歇灭菌法　　　　　　　　　　B. 巴氏消毒法

C. 高压蒸汽灭菌法　　　　　　　　D. 流通蒸汽灭菌法

E. 紫外线照射法

6. 杀灭细菌芽胞最常用而有效的方法是 （　　　）

A. 紫外线照射　　　　　　　　　　B. 干烤灭菌法

C. 间歇灭菌法　　　　　　　　　　D. 流通蒸汽灭菌法

E. 高压蒸汽灭菌法

7. 湿热灭菌法中效果最好的是 （　　　）

A. 高压蒸汽灭菌法　　　　　　　　B. 流通蒸汽法

C. 间歇灭菌法　　　　　　　　　　D. 巴氏消毒法

E. 煮沸法

8. 酒精消毒最适宜浓度是 （　　　）

A. 100%　　　　　　　　　　　　　B. 95%

C. 75%　　　　　　　　　　　　　D. 50%

E. 30%

9. 关于紫外线，下述哪项不正确 （　　）

A. 能干扰 DNA 合成

B. 消毒效果与作用时间有关

C. 常用于空气，物品表面消毒

D. 对眼和皮肤有刺激作用

E. 穿透力强

10. 关于消毒剂作用原理是 （　　）

A. 使菌体蛋白变性

B. 使菌体蛋白凝固

C. 使菌体酶失去活性

D. 破坏细菌细胞膜

E. 以上均正确

11. 紫外线杀菌原理是 （　　）

A. 破坏细菌细胞壁肽聚糖结构

B. 使菌体蛋白变性凝固

C. 破坏 DNA 构型

D. 影响细胞膜通透性

E. 与细菌核蛋白结合

12. 血清，抗毒素等可用下列哪种方法除菌 （　　）

A. 加热 56℃ 30min

B. 紫外线照射

C. 滤菌器过滤

D. 高压蒸汽灭菌

E. 巴氏消毒法

13. 判断消毒灭菌是否彻底的主要依据是 （　　）

A. 繁殖体被完全消灭

B. 芽胞被完全消灭

C. 鞭毛蛋白变性

D. 菌体 DNA 变性

E. 以上都不是

14. 引起菌群失调症的原因是 （　　）

A. 生态制剂的大量使用

B. 正常菌群的遗传特性明显改变

C. 正常菌群的耐药性明显改变

D. 正常菌群的增殖方式明显改变

E. 正常菌群的组成和数量明显改变

15. 关于正常菌群的描述，正确的是 （　　）

A. 一般情况下，正常菌群对人体有益无害

B. 肠道内的痢疾杆菌可产生碱性物质拮抗其他细菌

C. 口腔中的正常菌群主要是需氧菌

D. 即使是健康胎儿，也携带正常菌群

E. 在人的一生中，正常菌群的种类和数量保持稳定

16. 关于菌群失调的描述不正确的是 （　　）

A. 菌群失调进一步发展，引起的一系列临床症状和体症就可称为菌群失调症

B. 菌群失调症又称为菌群交替或二重感染

C. 长期使用抗生素会改变正常菌群成员的耐药性，从而引起菌群失调症

D. 可使用生态制剂治疗菌群失调症

E. 内分泌紊乱也会引起菌群失调症

17. 实验室常用干烤法灭菌的器材是 （　　）

A. 玻璃器皿　　　　　　　　　　B. 移液器头

C. 滤菌器　　　　　　　　　　　D. 手术刀、剪

E. 橡皮手套

18. 关于煮沸消毒法，下列哪项是错误的 （　　）

A. 煮沸 100℃ 5 分钟可杀死细菌繁殖体

B. 可用于一般外科手术器械、注射器、针头的消毒

C. 水中加入 1%~2% 碳酸氢钠，可提高沸点到 105℃

D. 常用于食具消毒

E. 不足以杀死所有细菌

19. 杀灭物体表面病原微生物的方法称为 （　　）

A. 灭菌　　　　　　　　　　　　B. 防腐

C. 无菌操作　　　　　　　　　　D. 消毒

E. 无菌

20. 新洁尔灭用于皮肤表面消毒的常用浓度是 （　　）

A. 0.01%~0.05%　　　　　　　　B. 0.05%~0.1%

C. 1%~5%　　　　　　　　　　　D. 10%

E. 2%

21. 高压蒸汽灭菌通常温度达到 （　　）

A. 111℃　　　　　　　　　　　B. 121℃

C. 131℃　　　　　　　　　　　D. 141℃

E. 151℃

22. 以杀死下列哪种细菌为灭菌指标 （　　）

A. 结核杆菌　　　　　　　　　　B. 葡萄球菌

C. 大肠杆菌　　　　　　　　　　D. 芽胞杆菌

E. 霍乱弧菌

23. 消毒外科手术包应采用的消毒方式是 （ ）

A. 焚烧   B. 高压蒸汽灭菌法

C. 干烤   D. 煮沸

E. 间歇灭菌法

24. 常用的碘液浓度为 （ ）

A. 1%   B. 1.5%

C. 2.5%   D. 3%

E. 5%

25. 干烤灭菌法最常用的温度和时间 （ ）

A. 100~120℃，2 小时   B. 120~150℃，2 小时

C. 160~170℃，2 小时   D. 180℃，30 分钟

E. 200℃，30 分钟

四、简答题

1. 简述消毒、灭菌、无菌、及防腐概念有何不同、并举例说明。

2. 简述常用物理消毒灭菌法的种类及适用范围。

3. 简述影响化学消毒剂效果的因素。

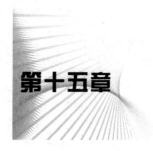

第十五章

细菌的遗传与变异

学习内容提炼，涵盖重点考点

1. 遗传　在一定条件下，子代与亲代生物学的性状基本相同，且代代相传，使微生物的性状保持相对稳定。

2. 变异　在一定条件下，子代与亲代之间以及子代与子代之间的生物学性状出现的差异，有利于物种的进化。

3. 基因型　细菌的遗传物质。

4. 表型　基因表现出的各种性状。

5. 遗传性变异　是细菌的基因结构发生了改变，故又称基因型变异。常发生于个别的细菌，不受环境因素的影响，变异发生后是不可逆的，产生的新性状可稳定地遗传给后代。

6. 非遗传性变异　细菌在一定的环境条件影响下产生的变异，其基因结构未改变，称为表型变异。易受到环境因素的影响，凡在此环境因素作用下的所有细菌都出现变异，而且当环境中的影响因素去除后，变异的性状又可复原，表型变异不能遗传。

第一节　细菌的变异现象

(一) 形态与结构的变异

1. 细菌 L 型变异　许多细菌在 β-内酰胺类抗生素、抗体、补体和溶菌酶等因素的影响下，细胞壁肽聚糖受损或合成受阻，成为细胞壁缺陷菌，即 L 型细菌。

2. 荚膜变异　有荚膜的细菌变异后失去荚膜，毒力也减弱。

3. 芽胞变异　能形成芽胞的细菌，在体外培养时可失去产生芽胞的能力。其毒力也随之减弱，这种变异是不可逆的。

4. 鞭毛变异　失去鞭毛的变异称为 H-O 变异。

（二）菌落变异

菌落有两种类型，即光滑型和粗糙型。菌落由光滑型变为粗糙型时（S-R 变异），此时细菌的理化性状、生化反应、抗原性、毒力等往往发生较广泛的改变。

（三）毒力的变异

包括：毒力减弱，如卡介苗；毒力增强，如白喉毒素的产生。

（四）耐药性变异

由药物敏感型变为耐药型。

第二节　细菌遗传变异的物质基础

（一）染色体

（1）一条环状双螺旋 DNA 长链，按一定构型反复回旋形成松散的网状结构。

（2）缺乏组蛋白，无核膜包裹。

（3）约含有 5000 个基因。

（二）质粒

质粒是细菌染色体以外的遗传物质，是闭合环状的双链 DNA。

1. 质粒的特征

（1）质粒具有自我复制的能力。

（2）质粒 DNA 所编码的基因产物赋予细菌某些性状特征。

（3）质粒可自行丢失与消除。

（4）质粒的转移性。

（5）质粒可分为相容性与不相容性两种。

2. 医学上重要的质粒

（1）致育质粒（F 质粒）：编码性菌毛，介导细菌之间的接合传递。

（2）耐药性质粒（R 质粒）：编码细菌对抗菌药物或重金属盐类的耐药性。分两类，一是接合性耐药质粒（R 质粒），另一是非接合耐药性质粒（r 质粒）。

（3）毒力质粒（Vi 质粒）：编码与该菌致病性有关的毒力因子。

（三）噬菌体

噬菌体是侵袭细菌、真菌等微生物的病毒。

1. 生物学性状

（1）形态：蝌蚪形、微球型和纤线型。

（2）结构：由核酸和蛋白质组成。

2. 噬菌体与细菌的相互关系

（1）毒性噬菌体：能在宿主菌细胞内复制增殖，产生许多子代噬菌体，并最终裂解细菌的噬菌体。

（2）温和噬菌体：有些噬菌体感染细菌后，其基因组整合于宿主菌染色体中，不产生子代噬菌体，也不引起细菌裂解，但噬菌体 DNA 随细菌基因组的复制而复制，并随细菌的分裂而分配至子代细菌的基因组中，故称为温和噬菌体或溶原性噬菌体。

第三节　细菌变异的机制

（一）基因突变

基因突变是指细菌 DNA 碱基对的置换、插入或缺失所致的基因结构的变化。根据突变片段的大小不同，可分为小突变与大突变。小突变又称点突变，大突变又称染色体畸变。

（二）基因转移与重组

细菌从外源取得 DNA，并与自身 DNA 进行重组，引起细菌原有基因组改变，导致细菌遗传性状的改变，称基因的转移与重组。

细菌的基因转移和重组方式：转化、转导、接合、溶原性转换（表 15-1）。

表 15-1　基因转移与重组

类型	基因来源	转移方式	实例
转化	供体菌	摄入	肺炎链球菌毒力变异
接合	供体菌	通过性菌毛	福氏志贺菌耐药性变异
转导	供体菌	噬菌体为载体	福氏志贺菌半乳糖酶活性变异
溶原性转换	噬菌体	溶原性整合	白喉棒状杆菌毒力变异

1. 转化　受体菌直接摄取供体菌游离的 DNA 片段获得新的遗传性状的过程称为转化。

2. 接合　是细菌通过性菌毛相互连接沟通，将遗传物质（主要是质粒 DNA）从供体菌转移给受体菌。能通过结合方式转移的质粒称为接合性质粒，不能通过性菌毛在细菌间转移的质粒为非接合性质粒。

（1）F 质粒的接合

（2）R 质粒的接合：R 质粒有耐药传递因子和耐药决定因子两部分组成。耐药传递因子的功能与 F 质粒相似，可编码性菌毛的产生和通过接合转移；R 决定子能编码对抗菌药物的耐药性。

3. 转导　是以温和噬菌体为载体，将供体菌的一段 DNA 转移到受体菌内，使受体菌获得新的性状。

根据转导基因片段的范围，可将转导分为两类：普遍性转导（转导的 DNA 可是供菌染色体上的任何部分）、局限性转导（转导的 DNA 只限供菌染色体上的特定基因）。

4. 溶原性转换　溶原性细菌因染色体上整合有前噬菌体而获得新的遗传性状称为溶原性转换。

第四节　细菌遗传变异在医学上的实际意义

1. 在诊断疾病方面的意义
2. 在治疗疾病方面的意义
3. 在预防疾病方面的意义
4. 在基因工程方面的意义

第五节　细菌的耐药性与防治

（一）抗菌药物的种类及作用机制

（二）细菌的耐药机制

1. 细菌耐药的遗传机制

（1）固有耐药性

（2）获得耐药性

2. 细菌耐药的生化机制

（1）钝化酶的产生

（2）药物作用靶位的改变

（三）细菌耐药性的防治原则

1. 合理使用抗菌药物

2. 严格执行消毒隔离制度

3. 加强细菌耐药性的检测

4. 研制新的抗菌药物

模拟试题测试，提升应试能力

一、名词解释

1. 转化　　2. 转导　　3. 溶原性转换　　4. 接合　　5. 噬菌体

6. 质粒　　7. 普遍性转导　　8. 局限性转导

二、填空题

1. 当噬菌体基因整合到宿主菌染色体上时，该噬菌体称_____，该细菌称为_____。

2. 根据噬菌体和宿主菌作用的相互关系，可将噬菌体分为_____和_____。

3. 细菌基因的转移方式包括转化、_____、_____和_____。

4. 有荚膜的肺炎球菌毒力_____，其菌落形态是_____型。

5. 卡介苗是_____失去毒力制成的人工主动免疫制剂，可用于预防_____。

6. L 型细菌是指_____细菌，培养应用_____培养基。

7. 介导细菌间遗传物质转移的噬菌体是_____。

8. 有 F 质粒的细菌能产生_____。

9. 常见的细菌变异现象有_____、_____、_____、_____。

10. 细菌核质外的遗传物质是_____。

11. 噬菌体的形态在电子显微镜下可见有_____、_____、_____ 3 种形态。

三、选择题

1. 下列细胞中，不受噬菌体侵袭的是 （　　　）

A. 淋巴细胞　　　　　　　　　　　　B. 真菌细胞

C. 细菌细胞　　　　　　　　　　　　D. 螺旋体细胞

E. 衣原体细胞

2. 下列细菌中，产生毒素与噬菌体有关的是 （　　　）

A. 破伤风杆菌　　　　　　　　　　　B. 白喉杆菌

C. 霍乱弧菌

D. 产气荚膜杆菌

E. 大肠杆菌

3. 白喉杆菌产生外毒素是因为其基因发生了（　　　）

A. 转化

B. 转导

C. 接合

D. 突变

E. 溶原性转换

4. 下列哪项不是噬菌体的特性（　　　）

A. 个体微小

B. 具备细胞结构

C. 由衣壳和核酸组成

D. 专性细胞内寄生

E. 以复制方式增殖

5. 前噬菌体是指（　　　）

A. 整合到宿主菌染色体上的噬菌体基因组

B. 进入宿主菌体内的噬菌体

C. 尚未感染细菌的游离噬菌体

D. 尚未完成装配的噬菌体

E. 成熟的子代噬菌体

6. 有关质粒的叙述不正确的是（　　　）

A. 质粒是细菌核质以外的遗传物质

B. 质粒是细菌必需结构

C. 质粒不是细菌必需结构

D. 质粒是双股环状 DNA

E. 质粒可独立存在于菌体内

7. 有关耐药性质粒的描述错误的是（　　　）

A. 由耐药传递因子和耐药决定因子组成

B. 耐药传递因子和 F 质粒的功能相似

C. R 质粒的转移是造成细菌间耐药性传播的主要原因

D. 细菌耐药性的产生是由于 R 质粒基因突变所致

E. 耐药决定因子可编码细菌多重耐药性

8. 质粒在细菌间的转移方式主要是（　　　）

A. 接合

B. 转导

C. 转化

D. 突变

E. 溶原性转换

9. 转化过程中受体菌摄取供体菌遗传物质的方式是（　　）

A. 胞饮　　　　　　　　　　　　　B. 通过性菌毛

C. 通过噬菌体　　　　　　　　　　D. 细胞融合

E. 直接摄取

10. 突变使细菌遗传物质发生下列那种改变（　　）

A. 质粒丢失　　　　　　　　　　　B. 溶原性转换

C. 基因重组　　　　　　　　　　　D. 核苷酸序列改变

E. 以上均是

11. 细菌的转导和溶原性转换的共同特点是（　　）

A. 供体菌与受体菌直接接触　　　　B. 不需供体菌

C. 不需受体菌　　　　　　　　　　D. 需噬菌体

E. 需质粒

12. L 型细菌的特征下述哪项是错误的（　　）

A. 对青霉素不敏感　　　　　　　　B. 抗原性改变

C. 呈多形性　　　　　　　　　　　D. 革兰染色多为阴性

E. 需用低渗含血清培养基

13. H-O 变异属于（　　）

A. 毒力变异　　　　　　　　　　　B. 菌落变异

C. 形态变异　　　　　　　　　　　D. 鞭毛变异

E. 耐药性变异

14. 在细菌之间直接传递 DNA 是通过（　　）

A. 鞭毛　　　　　　　　　　　　　B. 普通菌毛

C. 性菌毛　　　　　　　　　　　　D. 中介体

E. 核糖体

15. 细菌通过性菌毛将遗传物质从供体菌转移到受体局的过程，称为
（　　）

A. 转化　　　　　　　　　　　　　B. 转导

C. 突变　　　　　　　　　　　　　D. 接合

E. 溶原性转换

四、简答题

1. 细菌遗传变异的医学意义是什么？

2. 细菌耐药性变异的机制是什么？预防的措施是什么？

3. 举例说明细菌变异的类型。

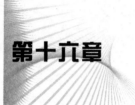

第十六章

细菌的致病性与感染

学习内容提炼，涵盖重点考点

第一节 细菌的致病性

（一）细菌的毒力

细菌致病性的强弱程度称为细菌的毒力，由侵袭力和毒素构成。

1. 侵袭力 致病菌能突破宿主皮肤、黏膜生理屏障，进入机体并在体内定植、繁殖扩散的能力。

（1）菌毛等黏附素

（2）荚膜和微荚膜

（3）侵袭性物质：侵袭素、侵袭性酶

2. 毒素（表 16-1）

表 16-1 外毒素和内毒素的主要区别

	外毒素	内毒素
来源	G^+菌和部分 G^-菌	G^-菌
存在部位	从活菌分泌出，少数菌崩解后释出	细胞壁组分，菌裂解后释出
化学成分	蛋白质	脂多糖
稳定性	$60 \sim 80℃$，30 分钟	$160℃$，$2 \sim 4$ 小时
毒性作用	强，对组织器官有选择性毒害效应，引起特殊临床表现	较弱，各菌的毒性作用大致相同，引起发热、白细胞增多、微循环障碍、休克、DIC 等全身反应
抗原性	强，刺激机体产生抗毒素；甲醛液处理脱毒形成类毒素	弱，刺激机体产生的中和抗体作用弱；甲醛液处理不产生类毒素

	外毒素	内毒素
特点	1. 大多数的化学本质是蛋白质	1. 产生于 G⁻菌细胞壁
	2. 毒性作用强，对组织器官有高度选择性	2. 化学性质是 LPS
	3. 绝大多数不耐热	3. 对理化因素稳定
	4. 抗原性强	4. 毒素作用相对较弱
	5. 可用人工化学方法脱去毒性（A 亚基活性），保留其抗原性（B 亚基结构）	5. 不能用甲醛液脱毒而成为类毒素
分类	1. 神经毒素：破伤风梭菌、肉毒梭菌	
	2. 细胞毒素：能直接损失宿主细胞	
	3. 肠毒素：霍乱弧菌	
主要生物学作用		1. 发热反应
		2. 白细胞反应
		3. 内毒素血症和内毒素休克

（二）细菌的侵入数量

（三）细菌的侵入途径

1. 呼吸道传播

2. 消化道传播

3. 皮肤黏膜创伤传播

4. 接触传播

5. 媒介节肢动物传播

6. 多途径传播

第二节　感染的来源与类型

（一）感染的来源

1. 内源性感染　来自宿主自身的细菌感染，主要指曾经感染过而潜伏下来的微生物重新感染。比如结核分支杆菌，也常见于机体免疫力下降时。

2. 外源性感染　引起感染的细菌来源于宿主体外，主要有病人及带菌者、患病及带菌动物

（二）感染的类型

1. 隐性感染　当机体抗感染免疫力较强或入侵的细菌数量不多、毒力较弱，感染后损害较轻，使机体不出现或出现不明显的临床症状者。一般在一

次传染病流行中，大多数人为隐性感染，如结核。

2. 显性感染 当病原菌毒力强，数量多且宿主机体抗感染免疫力相对较弱，机体受到严重损害，出现明显临床症状者。

按病情缓急不同分：

（1）急性感染：发作突然，病情突然，一般为数日至数周。病愈后，致病菌消失。

（2）慢性感染：病程缓慢，一般为数月至数年。胞内菌往往引起慢性感染。

按感染部位不同分：

（1）局部感染

（2）全身感染

1）毒血症：致病菌侵入体内后，只在机体局部生长繁殖，病菌不进入血循环，但其产生的外毒素入血。（白喉）

2）内毒素血症：G^-菌侵入血液，并在其中大量繁殖、崩解后释放大量内毒素；也可由病灶内 G^- 菌死亡释放内毒素入血。

3）菌血症：致病菌由局部侵入血流，但未在血流中生长繁殖，只是短暂的一过性通过血循环到达体内适宜部位后再进行繁殖而致病。（伤寒早期）

4）败血症：致病菌侵入血后在其中大量繁殖并产生毒性物质，引起全身性中毒症状。（高热、皮肤和黏膜瘀斑、肝脾肿大）

5）脓毒血症：化脓性菌侵入血后在其中大量繁殖，并通过血流扩散至宿主体内的其他组织或器官，产生新的化脓性病灶。

3. 带菌状态 致病菌在显性或隐性感染后并未消失，在体内继续留存一段时间，与机体免疫力处于相对平衡状态。

第三节 医 院 感 染

（一）医院感染的概念及来源

1. 医院感染 患者在住院期间发生的感染或医院内获得而出院后发生的感染，或与前次住院有关的感染（不包括入院前已处于潜伏期的感染）。

2. 医院感染的来源

（1）内源性感染（自身感染）

（2）外源性感染：交叉感染和环境感染

（二）医院感染常见病原体、特点及传播途径

1. 医院感染常见病原体　细菌、支原体、衣原体、病毒、真菌以及寄生虫等。

2. 医院感染病原体的特点

（1）以条件致病菌为主

（2）多为多重耐药菌

（3）主要侵犯免疫力低下的宿主

3. 医院感染的传播途径

（1）接触传播

（2）直接注入

（3）环境污染

（4）食品和水

（三）常见的医院感染及诱发因素

1. 常见的医院感染

（1）肺部感染

（2）尿路感染

（3）伤口感染

（4）病毒性肝炎

（5）皮肤及其他部位感染

2. 医院感染的诱发因素

（1）医院管理方面

（2）侵入性（介入性）整治手段增多

（3）化疗与放疗

（4）药物使用

（5）易感患者增加

（6）环境污染严重

（7）对探视者未进行必要的限制

（四）医院感染的预防和控制

1. 提高认识、强化管理

2. 改进医院建筑与布局

3. 严格执行规章制度

4. 做好消毒与灭菌工作

5. 加强医疗废物的管理工作

6. 采取合理的诊断治疗方法

7. 及时控制感染的流行

8. 开展医院感染的检测工作

9. 改善工作人员的卫生与健康条件

模拟试题测试，提升应试能力

一、名词解释

1. 侵袭力　　2. 毒血症　　3. 败血症　　4. 带菌者　　5. 内毒素

6. 外毒素　　7. 菌血症　　8. 脓毒血症　　9. 类毒素　　10. 毒力

11. 内源性感染　　12. 医院感染　　13. 外源性感染/交叉感染

二、填空题

1. 病原菌的致病性与其具有的毒力，侵入的_____及_____有密切关系。

2. 细菌的毒力是由_____和_____决定的。

3. 细菌的侵袭力是由_____、_____和_____构成。

4. 内毒素是_____菌细胞壁中的_____成分。

5. 内毒素是由脂质A、_____和_____组成。

6. 全身感染的4种类型为_____、_____、_____、_____。

7. 类毒素是由_____经甲醛处理制备而成，可刺激机体产生_____。

8. 外毒素的化学成分是_____，可用甲醛处理制备_____。

9. 根据外毒素的作用机理不同，可将外毒素分为_____、_____和肠毒素。

10. 抗毒素可由_____或_____刺激机体产生。

11. 以神经毒素致病的细菌有_____、_____等。

12. 目前所知毒性最强的生物毒素是_____。

13. 内毒素的毒性作用有_____，_____，_____，_____。

三、选择题

1. 与细菌致病性无关的结构是（　　）

A. 荚膜　　　　　　　　　　　　　　　B. 菌毛

C. 异染颗粒

D. 脂多糖

E. 磷壁酸

2. 细菌代谢产物中，与致病性无关的是（　　　）

A. 毒素

B. 血浆凝固酶

C. 热原质

D. 细菌素

E. 透明质酸酶

3. 与细菌侵袭力无关的物质是（　　　）

A. 荚膜

B. 菌毛

C. 血浆凝固酶

D. 芽胞

E. 透明质酸酶

4. 具有黏附作用的细菌结构是（　　　）

A. 鞭毛

B. 普通菌毛

C. 荚膜

D. 性菌毛

E. 芽胞

5. 革兰阳性菌类似菌毛作用的成分是（　　　）

A. 肽聚糖

B. M 蛋白

C. 膜磷壁酸

D. 壁磷壁酸

E. SPA

6. 有助于细菌在体内扩散的物质是（　　　）

A. 菌毛

B. 荚膜

C. M 蛋白

D. 血浆凝固酶

E. 透明质酸酶

7. 细菌内毒素的成分是（　　　）

A. H 抗原

B. 肽聚糖

C. O 抗原

D. 荚膜多糖

E. 脂多糖

8. 内毒素的中心成分是（　　　）

A. 特异性多糖

B. 脂多糖

C. 核心多糖

D. 脂质 A

E. 脂蛋白

9. 内毒素不具有的毒性作用是（　　　）

A. 食物中毒

B. 发热

C. 休克　　　　　　　　　　　　　　D. DIC

E. 白细胞反应

10. 关于内毒素的叙述，下列错误的一项是（　　　）

A. 来源于革兰阴性菌　　　　　　　　B. 能用甲醛脱毒制成类毒素

C. 其化学成分是脂多糖　　　　　　　D. 性质稳定，耐热

E. 只有当菌体死亡裂解后才释放出来

11. 关于外毒素的叙述，下列错误的是（　　　）

A. 多由革兰阳性菌产生

B. 化学成分是蛋白质

C. 耐热，使用高压蒸汽灭菌法仍不能将其破坏

D. 经甲醛处理可制备成类毒素

E. 可刺激机体产生抗毒素

12. 外毒素的特点之一是（　　　）

A. 多由革兰阴性菌产生　　　　　　　B. 可制备成类毒素

C. 多为细菌裂解后释放　　　　　　　D. 化学组成是脂多糖

E. 耐热

13. 细菌毒素中，毒性最强的是（　　　）

A. 破伤风痉挛毒素　　　　　　　　　B. 霍乱肠毒素

C. 白喉外毒素　　　　　　　　　　　D. 肉毒毒素

E. 金黄色葡萄球菌肠毒素

14. 以神经毒素致病的细菌是（　　　）

A. 伤寒沙门菌　　　　　　　　　　　B. 霍乱弧菌

C. 肉毒梭菌　　　　　　　　　　　　D. 乙型溶血性链球菌

E. 脑膜炎奈瑟菌

15. 不能引起食物中毒的细菌是（　　　）

A. 金黄色葡萄球菌　　　　　　　　　B. 破伤风杆菌

C. 肉毒梭菌　　　　　　　　　　　　D. 产气荚膜杆菌

E. 肠炎沙门菌

16. 抗毒素（　　　）

A. 为外毒素经甲醛处理后获得

B. 可中和游离外毒素的毒性作用

C. 可中和与易感细胞结合的外毒素的毒性作用

D. 可中和细菌内毒素的毒性作用

E. B+C

17. 类毒素是（　　）

A. 抗毒素经甲醛处理后的物质

B. 内毒素经甲醛处理后脱毒而保持抗原性的物质

C. 外毒素经甲醛处理后脱毒而保持抗原性的物质

D. 细菌经甲醛处理后的物质

E. 外毒素经甲醛处理后脱毒并改变了抗原性的物质

18. 下述细菌中可引起菌血症的是（　　）

A. 破伤风梭菌　　　　　　　　B. 伤寒沙门菌

C. 白喉棒状杆菌　　　　　　　D. 肉毒梭菌

E. 霍乱弧菌

19. 带菌者是指（　　）

A. 体内带有正常菌群者

B. 病原菌潜伏在体内，不向体外排菌者

C. 体内带有条件致病菌者

D. 感染后，临床症状消失，但体内病原菌未被彻底清除，又不断向体外排菌者

E. 感染后，临床症状明显，并可传染他人者

20. 细菌由局部侵入血流，在血中繁殖，产生大量毒性物质，而引起人体中毒，称为（　　）

A. 毒血症　　　　　　　　　　B. 脓毒血症

C. 病毒血症　　　　　　　　　D. 败血症

E. 菌血症

四、简答题

1. 简述与细菌致病性有关的因素，构成细菌侵袭力的物质基础。

2. 请列表比较内毒素与外毒素的主要区别。

3. 何谓医院感染？简述其来源与传播途径。

第十七章

球 菌

学习内容提炼，涵盖重点考点

第一节 葡萄球菌属

葡萄球菌分布广泛，是最常见的化脓性球菌之一，葡萄球菌医护人员携带率高，是医院感染的重要来源，同时本菌具有较强的耐药性。

（一）生物学性状

1. 形态与染色 G^+ 球菌，排列呈葡萄串状。

2. 培养特性与生化反应 营养要求不高，在普通培养基上生长良好，在液体培养基中均匀浑浊生长。不同的菌种可产生不同颜色的脂溶性色素。在血平板上，多数的致病性葡萄球菌菌落周围有透明溶血环。致病性葡萄球菌甘露醇分解试验阳性。

3. 抗原构造

（1）葡萄球菌 A 蛋白（SPA）：存在于细胞壁的表面蛋白，可与人和多种哺乳动物血清中 IgG 的 Fc 段发生非特异性结合而不影响 Fab 段的功能。临床上可用于协同凝集试验。

（2）多糖抗原：存在于细胞壁，有型特异性

4. 分类 根据色素和生化反应的不同，可以将葡萄球菌分为 3 种，分别为金黄色葡萄球菌、表皮葡萄球菌及腐生葡萄球菌。

5. 抵抗力 葡萄球菌在无芽胞细菌中抵抗力最强。由于抗生素的广泛应用，耐药菌株增多，成为院内感染最常见的致病菌之一。

（二）致病性

1. 致病物质 金黄色葡萄球菌可产生多种的侵袭性酶以及外毒素。

（1）血浆凝固酶：是鉴别葡萄球菌有无致病性的重要指标。

（2）葡萄球菌溶血素：对人致病的主要是 α 溶血素，能溶解红细胞

（3）杀白细胞素：它是一种外毒素，对中性粒细胞和巨噬细胞有破坏作用，具有抵抗宿主吞噬细胞，增强细菌侵袭力的作用。

（4）肠毒素：是一种耐热外毒素，临床分离的近 50% 金黄色葡萄球菌产生肠毒素，除 F 型肠毒素外，均能引起食物中毒。

（5）表皮剥脱毒素：它是一种外毒素，能分离皮肤表皮层细胞，使皮肤的表皮与真皮脱离，引起烫伤样皮肤综合征又称剥脱性皮炎。

（6）毒性休克综合征毒素 1（TSST-1）：是金黄色葡萄球菌所分泌的一种外毒素，可导致心血管功能紊乱，引起毒性休克综合征（TSS）。

2. 所致疾病 有侵袭性疾病和毒素性疾病两种。

（1）侵袭性疾病：主要引起化脓性炎症。

1）皮肤及软组织感染：如毛囊炎、疖、痈、伤口化脓等，其特点是化脓病灶局限，脓汁黏稠。

2）内脏器官感染：主要有气管炎、肺炎、脓胸等。

3）全身性感染：主要由金黄色葡萄球菌引起，如败血症或脓毒血症等。

（2）毒素性疾病：主要由葡萄球菌所产生的外毒素引起。

1）食物中毒：当食入含有肠毒素的食物后，出现以呕吐为主的食物中毒。

2）假膜性肠炎：是以腹泻为主要症状的菌群失调性肠炎，其特点是肠黏膜被一层炎性假膜覆盖。

3）烫伤样皮肤综合征：是由表皮剥脱毒素引起，特征是开始皮肤出现红斑，继而出现水疱，最后表皮脱落。

4）毒性休克综合征（TSS）：由 TSST-1 引起的多系统损害，病死率高。

（三）微生物学检查

1. 标本采集

2. 病原检查 涂片镜检，观察形态、排列、革兰染色性；分离培养与鉴定，观察菌落特征、溶血现象、进行血浆凝固酶试验等。

3. 免疫检查 ELISA 最为常用。

第二节 链球菌属

（一）生物学性状

1. 形态与染色 G⁺菌，菌体球形或卵圆形，呈链状排列。

2. 培养特性与生化反应 营养要求较高，在含血的培养基中生长良好。在血清肉汤中呈絮状沉淀，血平板上形成灰白色细小菌落。不同菌株溶血现象不同。触酶试验阴性。不分解菊糖，不被胆汁溶解。

3. 分类

（1）根据溶血现象分类：根据链球菌在血琼脂平板上的溶血现象将链球菌分为 3 类：①甲型溶血性链球菌，又称草绿色链球菌，多为条件致病菌；②乙型溶血性链球菌，菌落周围有宽且透明的溶血环，致病力强；③丙型链球菌，菌落周围无溶血环，一般无致病性。

（2）根据抗原结构分类：根据 C 抗原的不同将链球菌分为 20 个血清群。对人致病的菌株 90% 属 A 群。

（二）致病性

1. 致病物质 A 群链球菌可产生多种外毒素和侵袭性酶。

（1）M 蛋白：位于菌体表面，有抗吞噬作用，且与急性肾小球肾炎等超敏反应性疾病有关。

（2）致热外毒素：是引起人类猩红热的主要毒性物质，能引起发热和皮疹。

（3）链球菌溶血素：有两种类型。①链球菌溶血素 O（SLO）：对氧敏感，抗原性强，可用于辅助诊断风湿热；②链球菌溶血素 S（SLS）：无抗原性，对氧不敏感。SLS 与链球菌在血平板上产生的 β 溶血环有关。

（4）侵袭性酶类：可促进细菌在组织间扩散，包括透明质酸酶、链激酶以及链道酶。

2. 所致疾病 人类链球菌感染的 90% 由 A 群链球菌引起。

（1）化脓性炎症：常见有淋巴管炎、淋巴结炎、蜂窝组织炎、痈、丹毒等局部皮肤以及皮下组织炎症。特点是炎症病灶与正常组织界限不清，脓汁稀薄带血性。

（2）猩红热：与致热外毒素有关，A 群链球菌能产生致热外毒素，猩红热是小儿急性呼吸道传染病。

（3）超敏反应性疾病：主要有风湿热以及急性肾小球肾炎。其发病机制与Ⅱ型和Ⅲ型超敏反应有关。

（4）其他链球菌感染：甲型溶血性链球菌是条件致病菌，可引起亚急性细菌性心内膜炎，甲链是感染性心内膜炎最常见的病原菌。

（三）实验室检查

1. 标本采集

2. 病原检查 ①直接涂片镜检；②分离培养与鉴定。

3. 免疫检查 抗链球菌溶血素O试验（抗O试验），常用于辅助诊断风湿热，大于400单位有意义。

（四）肺炎链球菌

肺炎链球菌是大叶性肺炎（典型肺炎）的病原菌。

1. 生物学性状 G^+双球菌，菌体呈矛头状、成双排列，有荚膜。血平板上菌落稍大、湿润扁平，培养时间较久则呈脐窝状。血清肉汤中均匀浑浊生长。胆汁溶菌试验阳性。

2. 致病性 致病物质主要是荚膜，肺炎链球菌溶血素O、脂磷壁酸、神经氨酸酶等也与致病有关。主要引起大叶性肺炎，也可引起胸膜炎、中耳炎、脑膜炎、败血症等。

第三节 奈 瑟 菌 属

奈瑟菌属是G^-菌，对人类致病的只有脑膜炎奈瑟菌和淋病奈瑟菌。

（一）脑膜炎奈瑟菌

1. 生物学性状

（1）形态染色：G^-球菌，菌体呈肾形或豆形，成双排列，是流行性脑脊髓膜炎（流脑）的病原菌，在患者脑脊液中，多位于中性粒细胞中，形态典型。

（2）培养特性与生化反应：营养要求较高，专性需氧，在5% CO_2下生长更佳，常用巧克力平板，不溶血。大多数分解葡萄糖、麦芽糖，产酸不产气。

（3）抗原结构和分类

1）荚膜多糖：13个血清群，C群致病力最强，我国A群为主

2）外膜蛋白：型特异性抗原

（4）抵抗力：较弱（体外难存活，室温3h死亡），怕冷怕干燥，易自溶。

2. 致病性

（1）致病物质

1）荚膜：抗吞噬作用。

2）菌毛。

3）内毒素：主要致病物质。

（2）所致疾病：脑膜炎奈瑟菌是流脑的病原菌。病菌主要通过飞沫传播方式侵入人体鼻咽部。

3. 实验室检查

（1）标本采集：标本保温、保湿迅速送检，最好床边接种。

（2）病原检查：直接涂片镜检；分离培养与鉴定。

（3）免疫检查

1）对流免疫电泳

2）SPA系统凝集试验

（二）淋病奈瑟菌（淋球菌）

淋病奈瑟菌是引起人类泌尿生殖系统黏膜化脓性感染的病原菌，是我国性病之首，人是其唯一宿主。

1. 生物学性状

（1）形态染色：G^-成双排列，在浓汁标本中大多位于中性粒细胞内。

（2）培养特性：专性需氧，营养要求高，常用巧克力血琼脂平板上培养，初次培养要供给5% CO_2。

（3）抗原结构与分类

1）菌毛蛋白抗原。

2）脂多糖抗原。

3）外膜蛋白抗原。

（4）抵抗力：弱，对干燥、寒冷、热敏感。

2. 致病性

（1）致病物质

1）菌毛：有黏附作用。

2）外膜蛋白。

（2）所致疾病：淋病，人类是淋病奈瑟菌的唯一宿主；新生儿淋菌性眼结膜炎（脓漏眼）。

3. 实验室检查

（1）标本：脓性分泌物。

（2）直接涂片镜检：如在中性粒细胞内发现有革兰阴性双球菌时，有诊断价值。

（3）分离培养与鉴定：立即送检接种。

4. 防治原则 预防为主，治疗以青霉素为首选，注意耐药菌株，新生儿应以 1% 硝酸银或其他银盐溶液滴入两眼，以预防淋菌性眼炎的发生。

模拟试题测试，提升应试能力

一、名词解释

1. 化脓性球菌 2. 葡萄球菌 A 蛋白（SPA） 3. 抗链球菌溶血素 O 试验 4. 血浆凝固酶 5. 假膜性肠炎

二、选择题

A_1 型题

1. 下列哪种病原菌属于革兰阴性化脓性球菌 （   ）

A. 肺炎球菌　　　　　　　　B. 甲型链球菌

C. 葡萄球菌　　　　　　　　D. 淋球菌

E. 乙型链球菌

2. SPA 是哪种细菌的抗原构造 （   ）

A. 淋球菌　　　　　　　　　B. 脑膜炎球菌

C. 草绿色链球菌　　　　　　D. 金黄色葡萄球菌

E. 肺炎球菌

3. SPA 能与 IgG 的哪部分结合 （   ）

A. Fc　　　　　　　　　　　B. Fab

C. VH　　　　　　　　　　　D. VL

E. CH_2

4. 金黄色葡萄球菌一般很少引起下列哪种疾病 （   ）

A. 产褥热　　　　　　　　　B. 皮肤化脓性炎症

C. 假膜性肠炎　　　　　　　D. 烫伤样皮肤综合征

E. 食物中毒

5. 金黄色葡萄球菌产生哪种毒素引起食物中毒 （   ）

    A. 溶血毒素　　　　　　　　　B. 红疹毒素

    C. 肠毒素　　　　　　　　　　D. 杀白细胞素

    E. 剥脱性毒素

6. 无芽胞细菌中抵抗力最强的是 (　　　)

    A. 淋球菌　　　　　　　　　　B. 乙型溶血性链球菌

    C. 金黄色葡萄球菌　　　　　　D. 肺炎链球菌

    E. 脑膜炎球菌

7. 引起亚急性细菌性心内膜炎最常见的细菌是 (　　　)

    A. 流感杆菌　　　　　　　　　B. 绿脓杆菌

    C. 甲型链球菌　　　　　　　　D. 金葡菌

    E. 乙型链球菌

8. 可以根据溶血现象分类的细菌是 (　　　)

    A. 链球菌　　　　　　　　　　B. 葡萄球菌

    C. 脑膜炎球菌　　　　　　　　D. 淋球菌

    E. 肺炎球菌

9. 链球菌在人工液体培养基中，经37℃24小时培养后，多呈 (　　　)

    A. 表面生长　　　　　　　　　B. 混浊生长

    C. 沉淀生长　　　　　　　　　D. 长成菌苔

    E. 长成菌落

10. 感染灶脓汁稀薄易扩散，与正常组织边界不清的细菌是 (　　　)

    A. 金黄色葡萄球菌　　　　　　B. 结核杆菌

    C. 乙型链球菌　　　　　　　　D. 淋球菌

    E. 产气荚膜杆菌

11. 肺炎球菌的主要致病因素是 (　　　)

    A. 荚膜　　　　　　　　　　　B. 菌毛

    C. 透明质酸酶　　　　　　　　D. 内毒素

    E. 血浆凝固酶

12. 在男性尿道脓性分泌物，于白细胞中检出何种细菌具有诊断淋病价值 (　　　)

    A. 淋球菌　　　　　　　　　　B. 大肠杆菌

    C. 伤寒杆菌　　　　　　　　　D. 链球菌

    E. 产气荚膜杆菌

13. 下列关于金黄色葡萄球菌的说法错误的是（　　）

A. 革兰阳性菌　　　　　　　B. 在血平板上形成完全透明的溶血环

C. 耐盐性强　　　　　　　　D. 不易产生耐药性，抵抗力强

E. 引起局部化脓性感染时病变比较局限

14. 下列关于金黄色葡萄球菌特点的说法错误的是（　　）

A. 产生耐热核酸酶　　　　　B. 产生溶血素

C. 分解甘露醇　　　　　　　D. 血浆凝固酶试验阳性

E. 胆汁溶解试验阳性

15. 葡萄球菌导致急性胃肠炎的致病物质是（　　）

A. 血浆凝固酶　　　　　　　B. 溶血毒素

C. 肠毒素　　　　　　　　　D. 杀白细胞素

E. 红疹毒素

16. SPA 在金葡菌致病中所起作用是（　　）

A. 在菌体表面形成保护层　　B. 因其有抗原性

C. 是一种毒素　　　　　　　D. 能破坏吞噬细胞

E. 抑制吞噬细胞的吞噬作用

17. 下列哪项属于葡萄球菌的培养特性（　　）

A. 均能产生金黄色色素

B. 营养要求高，必须在血平板上才能生长

C. 专性需氧

D. 耐盐性强，可在含 10%～15% NaCL 的培养基中生长

E. 分解菊糖产酸

18. 关于乙型溶血型链球菌叙述有误的是（　　）

A. 对青霉素敏感

B. 产生多种外毒素，故可用类毒素预防

C. 可引起超敏反应性疾病

D. 感染容易扩散

E. 是链球菌属中致病力最强的

19. 抗"O"试验的原理是（　　）

A. 溶血反应　　　　　　　　B. 血凝抑制反应

C. 凝集溶解反应　　　　　　D. 凝集反应

E. 毒素与抗毒素中和反应

20. 肺炎链球菌的主要致病因素是（　　）

A. 荚膜　　　　　　　　　　B. 外毒素

C. 内毒素　　　　　　　　　D. 菌毛

E. 侵袭性酶

21. 关于淋球菌说法错误的是（　　）

A. G⁻肾形双球菌　　　　　　B. 新生儿可经产道传播

C. 通过性接触传播　　　　　D. 人是本菌唯一宿主

E. 女性感染者比男性严重

22. 由链球菌感染后所引起的变态反应性疾病是（　　）

A. 波状热　　　　　　　　　B. 风湿热

C. 猩红热　　　　　　　　　D. 产褥热

E. 出血热

23. 下列可与 IgG 的 Fc 段结合的是

A. Vi 抗原　　　　　　　　　B. 大肠杆菌 K 抗原

C. 葡萄球菌表面蛋白 A　　　D. 炭疽杆菌荚膜多糖抗原

E. M 蛋白

24. 下列哪种细菌能产生 SPA（　　）

A. 葡萄球菌　　　　　　　　B. 甲性溶血型链球菌

C. 白喉杆菌　　　　　　　　D. 百日咳杆菌

E. 流感嗜血杆菌

25. 现在葡萄球菌对青霉素的耐药性高达（　　）

A. 30%　　　　　　　　　　B. 50%～60%

C. 60%～80%　　　　　　　D. 80% 以上

E. 90% 以上

26. 可以引起烫伤样皮肤综合征的是下列哪种细菌（　　）

A. 梅毒热螺旋体　　　　　　B. 衣原体

C. 破伤风荚膜梭菌　　　　　D. 脑膜炎球菌

E. 金黄色葡萄球菌

27. 根据抗原结构链球菌可分为 20 个群，其中对人致病 90% 以上属于
（　　）

A. A 群　　　　　　　　　　B. B 群

C. C 群　　　　　　　　　　D. D 群

E. V 群

28. 亚急性心内膜炎是（ ）

A. 衣原体引起的感染　　　　B. 金葡菌引起的感染

C. 大肠杆菌引起的感染　　　　D. 甲型溶血性链球菌

E. 丙型溶血性链球菌

29. 治疗链球菌引起的感染首选（ ）

A. 庆大霉素　　　　　　　　B. 青霉素

C. 灭滴灵　　　　　　　　　D. 链霉素

E. 克林霉素

三、简答题

1. 葡萄球菌的主要致病物质有哪些？能引起哪些主要疾病？

2. 葡萄球菌和链球菌引起的化脓性感染有何不同？为什么？

3. 链球菌主要致病因素有哪些？能引起哪些主要疾病？

4. 链球菌根据血平板上的溶血性质分为几类？各类溶血情况如何？

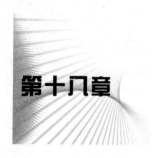

第十八章

肠 道 杆 菌

学习内容提炼，涵盖重点考点

肠道杆菌共同特性：

1. 形态结构与培养　中等大小，G^- 杆菌，无芽胞，多数鞭毛。营养要求不高，在 SS 琼脂或 EMB 等肠道鉴别培养基上，肠道非致病菌可分解乳糖产酸，使菌落带色，而肠道致病菌一般不分解乳糖，菌落无色。

2. 抗原构造　主要有菌体抗原（O 抗原），鞭毛抗原（H 抗原），荚膜或包膜抗原（K 抗原、Vi 抗原）等。

3. 抵抗力　抵抗力不强，60℃ 30min 即死亡，不耐干燥，对一般化学消毒剂均敏感。

第一节　埃 希 菌 属

（一）生物学性状

（1）为 G^- 中等大小杆菌，有周鞭毛和菌毛。

（2）生化反应活泼，IMViC 试验结果 "+、+、-、-"。

（3）抗原主要有菌体（O）抗原、鞭毛（H）抗原和 K 抗原。

（二）致病性

1. 致病物质

（1）定植因子：是菌毛，能帮助细菌黏附于黏膜表面。

（2）肠毒素：产生不耐热和耐热肠毒素两种肠毒素，均可引起肠液大量分泌而导致腹泻。

（3）K 抗原：能抗吞噬，并有抵抗抗体和补体的作用。

2. 所致疾病

（1）肠外感染（条件致病）

原因：大肠杆菌寄居部位发生改变，在肠外组织或器官引起化脓性感染。

常见病：泌尿系统感染（尿道炎、膀胱炎、肾盂肾炎等），多见于女性。腹膜炎、胆囊炎、新生儿脑膜炎、败血症等（婴幼儿和老年人）。

（2）肠内感染：某些血清型产生毒素或侵袭肠黏膜细胞，引起婴儿或成人腹泻。主要有5种：

1）肠产毒性大肠埃希菌（ETEC）

2）肠侵袭性大肠埃希菌（EIEC）

3）肠致病性大肠埃希菌（EPEC）

4）肠出血性大肠埃希菌（EHEC）：可引起出血性结肠炎及溶血性尿毒综合征。

5）肠集聚性大肠埃希菌（EAEC）

3. 卫生细菌学意义　大肠杆菌寄生于肠道中，在细菌卫生学检查中，常检测样品中细菌总数及大肠菌群数。我国卫生标准：饮水中的的细菌总数每毫升不得超过100个；每升饮水中大肠菌群数不得超过3个；100ml瓶装饮料中大肠菌群数不得超过5个。

第二节　志 贺 菌 属

俗称痢疾杆菌，引起人类细菌性痢疾。

（一）生物学性状

G⁻杆菌，菌体短小，无芽胞荚膜和鞭毛，某些菌株有菌毛兼性厌氧，生长温度37℃，pH7.2～7.4。营养要求不高，能在普通培养基上生长。在鉴别培养基上形成无色半透明的菌落。分解葡萄糖不分解乳糖，在肠道选择培养基上为无色透明小菌落。抵抗力较弱，对热、酸敏感，易产生耐药性。

本属细菌可分为四个血清群：①痢疾志贺菌；②福氏痢疾菌；③鲍氏痢疾菌；④宋内痢疾菌。

我国以福氏、宋内痢疾菌致病为主。

（二）致病性

1. 致病物质

（1）侵袭力：通过菌毛黏附回肠末端及结肠黏膜上皮细胞。

（2）内毒素：作用于肠黏膜，引起毒血症症状及典型的菌痢症状。

（3）外毒素：志贺毒素，具有细胞毒性、神经毒性和肠毒性作用。

2. 所致疾病

（1）急性菌痢：起病急促，有典型临床症状。

（2）中毒型菌痢：多见于儿童，常无消化道症状而表现为全身中毒症状，往往造成死亡。

（3）慢性菌痢：病程持续两个月以上，反复发作，迁延不愈。

（三）实验室检查

1. 标本采集　用药前采取脓血便立即送检，急性中毒型菌痢取肛门拭子。

2. 病原检查

3. 免疫检查

第三节　沙门菌属

（一）生物学性状

1. 形态与染色　G⁻中等大小杆菌，多数有周鞭毛，致病菌有菌毛。

2. 培养特性与生化反应　兼性厌氧，营养要求不高，在肠道选择性培养基上形成透明菌落，有些菌株在 SS 琼脂上形成黑色的菌落。

3. 抗原构造与分类

（1）菌体抗原（O 抗原）：是分组的依据，刺激机体产生 IgM 抗体。

（2）鞭毛抗原（H 抗原）：是分型的依据，刺激机体产生 IgG 抗体。

（3）Vi 抗原：有毒力作用，免疫原性较弱。

4. 抵抗力　对理化因素抵抗力不强，在粪便及水中存活时间较长。

（二）致病性

1. 致病物质

（1）侵袭力：菌毛及 Vi 抗原的吸附、侵入及抗吞噬作用。

（2）内毒素：引起肠道局部炎症以及机体发热、白细胞反应以及中毒性休克。

（3）肠毒素：某些菌株产生，可导致水样腹泻。

2. 所致疾病

（1）伤寒副伤寒（肠热症）：粪-口途径传播，由伤寒或甲型副伤寒等沙门菌引起。血培养或肥达反应阳性。经口感染，穿过小肠上皮到达淋巴结，进入血流，第一次菌血症，出现发热等症状。随血流播散至肝、脾等器官中继续繁殖，再次进入血流扩散，第二次菌血症，出现持续高热、肝脾肿大、皮疹和全身中毒症状。细菌随胆汁进入肠腔，经粪便排出。

（2）食物中毒（急性胃肠炎）：较常见，常引发集体食物中毒，引起腹泻，伴有低热、恶心和呕吐。

（3）败血症：以猪霍乱沙门菌感染为多，表现为高热、寒战、厌食和贫血。

（4）带菌者：是重要的传染源。

3. 免疫性 以细胞免疫为主，SIgA 起到黏膜局部抗感染的作用。

（三）实验室检查

1. 采集标本 伤寒沙门菌发病第 1 周取血；第 2、3 周取粪便、尿液做培养的分离率高；1～3 周取骨髓液。

2. 病原检查 分离培养；增菌培养。

3. 免疫检查

（1）快速诊断试验

（2）血清学试验：即肥达反应（Widal test），用已知伤寒沙门菌的 O、H 抗原及甲型、乙型副伤寒沙门菌的 H 抗原与待测血清作试管定量凝集试验，测定患者血清中相应抗体及其效价。一般伤寒沙门菌 O 凝集价≥1∶80，H 凝集价≥1∶160，甲、乙副伤寒沙门菌 H 凝集价≥1∶80 时才有诊断价值。若两次试验效价上升或超过 4 倍则更有意义。

O 与 H 抗体效价的诊断意义：O 抗原的抗体为 IgM，出现较早，H 抗体为 IgG，出现较迟。

1）O 高 H 不高，可能为疾病早期；一周后复查如升高为肠热症。

2）H 高 O 不高，可能以往患过伤寒或接受过预防接种，为回忆反应。

第四节 其他菌属

（一）变形杆菌属

变形杆菌主要为条件致病菌，是一类大小、形态不一的 G⁻细菌，有时球形，有时丝状，呈明显的多形性，周身鞭毛，能运动，无芽胞荚膜。在固体培养基上有迁移生长现象。

普通变形杆菌的 X_{19}、X_2、X_K 菌株中，其 O 抗原与引起斑疹伤寒、恙虫病的立克次体有共同抗原成分，所以用其代替立克次体作为抗原与病人血清作凝集反应试验，用于辅助诊断立克次体病，称为外斐反应。

（二）克雷伯菌属

G^- 杆菌，无鞭毛无芽胞，有明显的荚膜。兼性厌氧，营养要求不高，形成较大、凸起灰白色的黏液菌落，易发生融合，用接种针沾取时可挑出长丝状细丝。

肺炎克雷伯菌，也称肺炎杆菌，当机体免疫力下降或菌群失调时易引起内源性感染。是常见的医源性感染细菌。

模拟试题测试，提升应试能力

一、名词解释

1. 肥达反应　　2. 迁徙生长现象　　3. 肠道杆菌　　4. 外斐反应

二、选择题

1. 下列关于肠道杆菌的叙述中错误的是（　　）

A. 所有肠道杆菌都不形成芽胞

B. 肠道杆菌中非致病菌一般可分解乳糖

C. 肠道杆菌中致病菌一般可分解乳糖

D. 肠道杆菌都为 G^- 杆菌

E. 肠道杆菌中少数致病菌可迟缓分解乳糖

2. 痢疾志贺菌除了产生侵袭力，还产生（　　）

A. 内毒素　　　　　　B. 外毒素　　　　　　C. 肠毒素

D. 内毒素和外毒素　　E. 霍乱肠毒素

3. 急性中毒性菌痢的主要临床表现有（　　）

A. 腹泻、腹痛　　　　B. 全身中毒症状　　　C. 剧烈呕吐

D. 脓血便　　　　　　E. 相对缓脉

4. 肥达试验结果：伤寒沙门菌 O 凝集效价为 $1:160$，H 凝集效价为 $1:80$，甲型副伤寒沙门菌 H 凝集效价为 $1:320$，希氏沙门菌 H 凝集效价为 $1:40$，肖氏沙门菌 H 凝集效价为 $1:40$，该患者可能患有（　　）

A. 肖氏沙门菌所致副伤寒　　　B. 甲型副伤寒沙门菌所致副伤

C. 伤寒　　　　　　　　　　　D. 回忆反应

E. 预防注射

5. 伤寒病的恢复主要依赖于（　　　）

A. 体液免疫　　　　　　B. 细胞免疫　　　　　C. 中性粒细胞的吞噬作用

D. 补体的作用　　　　　E. 抗生素的作用

6. 疑为肠热症病人，什么时期采血样做细菌学检查最好（　　　）

A. 发病第 1 周　　　　　B. 发病第 2 周　　　　　C. 发病第 3 周

D. 发病全程　　　　　　E. 恢复期

7. 肥达试验可诊断下列何种疾病（　　　）

A. 中毒性痢疾　　　　　　　　　B. 肠热症

C. 斑疹伤寒　　　　　　　　　　D. 鼠伤寒沙门菌所致食物中毒

E. 恙虫病

8. 志贺菌属常引起（　　　）

A. 阿米巴痢疾　　　　　B. 细菌性痢疾　　　　　C. 慢性肠炎

D. 假膜性肠炎　　　　　E. 肠热症

9. 肠热症第 2～3 周肠壁淋巴结坏死和溃疡，原因是（　　　）

A. 外毒素的作用　　　　B. 肠毒素的作用　　　　C. 变态反应

D. 内毒素作用　　　　　E. 细菌侵袭力

10. 初步鉴别肠道致病菌与非致病菌的试验常选用（　　　）

A. 吲哚试验　　　　　　B. 甲基红试验　　　　　C. 乳糖发酵试验

D. 硫化氢试验　　　　　E. VP 试验

11. 下列细菌中引起婴幼儿腹泻的是（　　　）

A. 痢疾杆菌　　　　　　B. 葡萄球菌　　　　　　C. 变形杆菌

D. 致病性大肠杆菌　　　E. 伤寒杆菌

12. 大肠杆菌引起的肠外感染中最常见的是（　　　）

A. 肺炎　　　　　　　　B. 尿路感染　　　　　　C. 败血症

D. 盆腔炎　　　　　　　E. 腹膜炎

13. 伤寒发病第一周检查阳性率最高的是哪一项（　　　）

A. 骨髓培养　　　　　　B. 血培养　　　　　　　C. 便培养

D. 胆汁培养　　　　　　E. 尿培养

14. 下列细菌中可以引起菌血症的是（　　　）

A. 肠炎沙门菌　　　　　B. 痢疾杆菌　　　　　　C. 霍乱弧菌

D. 大肠杆菌　　　　　　E. 伤寒杆菌

15. 下面哪种细菌感染免疫是以细胞免疫为主（　　）

A. 大肠杆菌　　　　　B. 克雷伯菌　　　　　C. 伤寒杆菌

D. 变形杆菌　　　　　E. 痢疾杆菌

16. 下列哪项一般不能引起败血症（　　）

A. 大肠杆菌　　　　　B. 变形杆菌　　　　　C. 肠炎沙门菌

D. 痢疾杆菌　　　　　E. 绿脓杆菌

17. 沙门菌感染最常引起的是（　　）

A. 肠热症　　　　　　B. 食物中毒性肠炎　　C. 腹泻

D. 菌血症　　　　　　E. 败血症

18. 下列哪种抗原是肠道杆菌所不具有的（　　）

A. Vi 抗原　　　　　　B. H 抗原　　　　　　C. O 抗原

D. K 抗原　　　　　　E. M 抗原

19. EHEC 的 O 血清型是下列哪项（　　）

A. O_6　　　　　　　B. O_{25}　　　　　　C. O_{111}

D. O_{157}　　　　　　E. O_{158}

20. 我国的卫生标准中汽水、果汁等饮料每 100ml 大肠杆菌数不超过
（　　）

A. 3 个　　　　　　　B. 5 个　　　　　　　C. 8 个

D. 10 个　　　　　　　E. 100 个

21. 下列引起肠道疾病的细菌中无动力的是（　　）

A. 肠产毒性大肠杆菌　B. 霍乱弧菌　　　　　C. 副溶血性弧菌

D. 痢疾杆菌　　　　　E. 伤寒沙门菌

22. 志贺菌黏膜抗感染免疫的抗体主要是（　　）

A. IgA　　　　　　　B. IgM　　　　　　　C. IgD

D. 分泌型 IgA　　　　E. IgG

23. 伤寒杆菌内毒素的作用是（　　）

A. 体温升高，外周血白细胞升高　　B. 体温升高，外周血白细胞数下降

C. 体温不变，外周血白细胞降低　　D. 体温不变，外周血白细胞升高

E. 体温升高，外周血白细胞不变

24. 肠热症发热一周内伤寒沙门菌检测阳性率最高的方法是（　　）

A. 痰培养　　　　　　B. 尿培养　　　　　　C. 便培养

D. 血培养　　　　　　E. 胆汁培养

25. 通常肥达反应的抗体效价有诊断价值的是（　　）

A. O 凝集价≥1∶40，H 凝集价≥1∶160

B. O 凝集价≥1∶160，H 凝集价≥1∶80

C. O 凝集价≥1∶40，H 凝集价≥1∶40

D. O 凝集价≥1∶80，H 凝集价≥1∶160

E. O 凝集价≥1∶80，H 凝集价≥1∶80

26. 下列关于肠道致病菌的特征叙述错误的是（　　）

A. 除少数外均不分解乳糖

B. 抗原构造复杂，均有 H，O 抗原

C. 革兰阴性杆菌

D. 在 SS 琼脂上为无色半透明菌落

E. 可用免疫血清鉴别型别

27. 肠穿孔和肠出血常发生在肠热症病程的（　　）

A. 第 1 周　　　　　　　B. 第 2 周　　　　　　C. 第 2 ~ 3 三周

D. 第 3 周　　　　　　　E. 第 4 周

28. 肥达反应试验的原理是（　　）

A. 间接凝集反应

B. 凝集反应，用已知抗原测未知抗体

C. 凝集反应，用已知抗体测未知抗原

D. 协同凝集反应

E. 沉淀反应

三、简答题

1. 大肠杆菌所致疾病有哪些？举出常见种类？

2. 痢疾杆菌的致病物质与所致疾病及其临床表现？

3. 菌痢患者标本采集注意事项？

4. 肥达试验原理及结果判断？

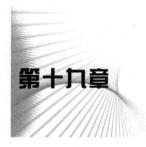

第十九章

厌氧性细菌

学习内容提炼，涵盖重点考点

厌氧菌是一群在有氧条件下不能生长，必须在无氧条件下才能生长、繁殖的细菌。在自然界和人体广泛分布。

第一节　厌氧芽胞梭菌

（一）破伤风梭菌

1. **生物学性状**　革兰染色阳性（形成芽胞时易变为阴性），菌体细长。无荚膜、有周身鞭毛，能运动。芽胞正圆形，比菌体粗，位于菌体顶端，使细菌呈"鼓槌状"，为本菌特征。专性厌氧，在疱肉培养基中，肉渣变黑，有腐败性恶臭。芽胞抵抗力极强，在干燥的土壤和尘埃中能存活数年。

2. **致病性与免疫性**

（1）致病条件

1）窄而深的污染伤口或盲端。

2）局部组织缺血，供氧不足。

3）同时存在需氧菌或兼性厌氧菌的混合感染。

（2）致病物质

1）破伤风痉挛毒素：是由破伤风梭菌产生的一种神经毒素，能引起骨骼肌强制性痉挛。

2）溶血毒素：可溶解红细胞。

（3）所致疾病：破伤风。以骨骼肌肉强直性收缩为突出临床表现。典型症状：苦笑面容、牙关紧闭和角弓反张。

3. 防治原则

（1）非特异性防治：正确处理伤口，及时清创、扩创，清除坏死组织及异物等，破坏伤口的厌氧微环境。

（2）特异性预防用：含有百日咳菌苗、白喉类毒素和破伤风类毒素的百白破三联疫苗，对 3～6 个月的婴儿进行计划免疫。

（3）特异性治疗：对伤口污染的病人应早期肌肉注射抗毒素作紧急预防。对患者，应早期足量输注 10～20 万单位的 TAT 来进行治疗。

（二）产气荚膜梭菌

1. 生物学性状　G⁺粗大杆菌，芽胞呈椭圆形，直径小于菌体，位于次极端。在血平板上菌落较大、灰白色、不透明，边缘呈锯齿状，多数菌株有双层溶血环。最适生长温度 45℃，在牛乳培养基中有"汹涌发酵"现象。

2. 致病性

（1）致病物质：有荚膜、多种外毒素和侵袭性酶。

（2）所致疾病

1）气性坏疽：病变部位肿痛剧烈，气味恶臭，触摸有捻发感。

2）食物中毒。

3）坏死性肠炎。

（三）肉毒梭菌

1. 生物学性状　G⁺粗大杆菌，两端钝圆。芽胞呈卵圆形，位于菌体次极端，宽于菌体，使菌体呈"网球拍状"或"汤匙状"。肉毒毒素不耐热，煮沸 1min 即可破坏。

2. 致病性与免疫性

（1）致病物质：主要为肉毒毒素，是已知毒性最强的生物毒素，可导致肌肉松弛性麻痹。

（2）所致疾病

1）食物中毒：易存在于罐头、香肠、腊肠、发酵豆制品中。

2）婴儿肉毒病：患儿出现便闭、拒乳、啼哭无力症状。

第二节　无芽胞厌氧菌

1. 致病条件

（1）局部组织损伤和坏死。

（2）寄生部位的改变。

（3）菌群失调。

（4）机体免疫力低下。

2. 感染特征

（1）有炎性分泌物或黏稠脓汁并伴有恶臭味。

（2）标本直接涂片镜检发现有菌，但常规细菌培养未发现细菌。

（3）化脓或组织坏死性炎症，多为慢性。

（4）长期应用链霉素、卡那霉素等氨基糖苷类抗生素治疗无效。

3. 所致疾病　主要引起内源性感染，无特定临床表现。

（1）口腔内感染。

（2）中枢神经系统感染。

（3）呼吸道感染。

（4）腹部、会阴部感染。

（5）败血症。

（6）女性生殖道感染等。

模拟试题测试，提升应试能力

一、名词解释

1. 汹涌发酵　　2. 厌氧性细菌　　3. 气性坏疽　　4. 肉毒毒素

5. 破伤风毒素

二、选择题

1. 关于 TAT 的特性，下列不正确的是（　　）

A. 为马制备的免疫球蛋白

B. 只对游离痉挛毒素有阻断作用

C. 中和破伤风痉挛毒素

D. 破伤风病后可产生大量 TAT

E. 注射前必须先做皮试，防止变态反应

2. 能引起食物中毒，但很少出现胃肠炎症状的细菌是（　　）

A. 副溶血性弧菌　　　　　　　　B. 金黄色葡萄球菌

C. 肠炎沙门菌　　　　　　　　　D. 肉毒梭菌

E. 产气荚膜梭菌

3. 肉毒毒素对人的致死量约为 （　　）

A. 1kg

B. 1mg

C. 0.1mg

D. 0.1μg

E. 1μg

4. 肉毒毒素的作用部位主要是 （　　）

A. 肠上皮细胞

B. 胃黏膜细胞

C. 脊髓前角细胞

D. 肌细胞

E. 运动神经末梢

5. 下列外毒素中毒性最强的是 （　　）

A. 破伤风溶血毒素

B. 破伤风痉挛毒素

C. 肉毒毒素

D. 霍乱肠毒素

E. 炭疽毒素

6. 下列哪种细菌能产生 "汹涌发酵" 现象 （　　）

A. 破伤风梭菌

B. 产黑色素类杆菌

C. 脆弱类杆菌

D. 产气荚膜梭菌

E. 肉毒梭菌

7. 破伤风杆菌感染的重要条件为 （　　）

A. 菌群失调

B. 该菌芽胞污染伤口

C. 机体无免疫力

D. 该菌繁殖体污染伤口

E. 伤口的厌氧微环境

8. 一民工因铁钉深刺足底造成外伤被送医院急诊，医生应首先考虑给予 （　　）

A. 破伤风外毒素

B. 破伤风抗毒素

C. 破伤风类毒素

D. 丙种球蛋白

E. 白喉、百日咳、破伤风三联疫苗

9. 破伤风痉挛毒素作用靶细胞是 （　　）

A. 肌细胞

B. 神经细胞

C. 红细胞

D. 粒细胞

E. 巨噬细胞

10. 关于肉毒毒素的作用机制说法正确的是 （　　）

A. 使自主神经麻痹

B. 阻碍乙酰胆碱的释放

C. 使自主神经兴奋性增加

D. 使脑神经和外周神经兴奋性增加

E. 释放抑制性神经介质

11. 下列选项中均属于专性厌氧菌的是 （　　　）

A. 肉毒梭菌、双歧杆菌、脆弱类杆菌

B. 产气荚膜梭菌、乳酸杆菌、流感杆菌

C. 肉毒梭菌、破伤风梭菌、产气杆菌

D. 破伤风梭菌、变形杆菌、消化链球菌

E. 破伤风梭菌、肉毒梭菌、结核分枝杆菌

12. 人体肠道正常菌群的优势菌是 （　　　）

A. 大肠杆菌 　　　　　　　　　B. 葡萄球菌

C. 链球菌 　　　　　　　　　　D. 无芽胞厌氧菌

E. 变形杆菌

13. 下列哪项不是由厌氧菌感染引起的 （　　　）

A. 食物中毒 　　　　　　　　　B. 局部炎症

C. 组织坏死 　　　　　　　　　D. 败血症

E. 脓肿

14. 下列哪种病原菌最常引起口腔内感染 （　　　）

A. 无芽胞厌氧菌 　　　　　　　B. 白色念珠菌

C. 乙型链球菌 　　　　　　　　D. 金黄色葡萄球菌

E. 甲型链球菌

15. 关于破伤风梭菌的叙述错误的是 （　　　）

A. 革兰阳性菌 　　　　　　　　B. 芽胞位于次极端

C. 芽胞膨大 　　　　　　　　　D. 周鞭毛

E. 感染后细菌入血致病

16. 紧急预防破伤风应注射 （　　　）

A. 类毒素 　　　　　　　　　　B. 抗生素

C. 丙种球蛋白 　　　　　　　　D. 干扰素

E. 抗毒素

17. TAT 治疗破伤风的作用机制是 （　　　）

A. 抑制破伤风菌产生外毒素 　　B. 中和与神经细胞结合的外毒素

C. 抑制破伤风菌生长 　　　　　D. 中和游离的外毒素

E. 激活补体溶解破伤风菌

18. 气性坏疽病的病原体是哪种细菌 （　　）

A. 产气杆菌　　　　　　　　B. 产气荚膜梭菌

C. 鼠疫杆菌　　　　　　　　D. 产黑素类杆菌

E. 炭疽杆菌

19. 肉毒杆菌引起的食物中毒表现为下列哪种系统的症状 （　　）

A. 泌尿系统　　　　　　　　B. 呼吸系统

C. 循环系统　　　　　　　　D. 消化系统

E. 神经系统

20. 疑似肉毒中毒的患者，检查时应首先采集哪种标本 （　　）

A. 伤口渗出物　　　　　　　B. 患者的尿液

C. 患者血液　　　　　　　　D. 患者吃剩的食物

E. 患者脑脊液

三、简答题

1. 破伤风梭菌的致病条件、致病机制以及防治方法？

2. 产气荚膜梭菌的致病物质、所致疾病及临床特征？

3. 无芽胞厌氧菌的致病条件及所致疾病？

第二十章

分枝杆菌属

学习内容提炼，涵盖重点考点

分枝杆菌属是一类细长、略带弯曲、呈分枝状生长的杆菌。本菌属的主要特点是细胞壁含有大量的脂类，一般不易着色，一旦着色后，便能抵抗盐酸酒精的脱色，所以又称之为抗酸杆菌。

第一节　结核分枝杆菌

(一) 生物学特性

1. 形态与染色　细长略带弯曲的杆菌，有的呈分枝生长。菌体常扭集在一起呈绳索状、束状或堆积成团。革兰染色阳性，但不易着色。经抗酸染色后呈红色。

2. 培养特性及生化反应　性需氧，生长缓慢，18～20h 繁殖一代，营养要求较高。在罗氏培养基上呈粗糙、凸起、厚，呈颗粒、结节或菜花样菌落，边缘薄且不规则、乳白色或淡黄色。不发酵糖类，触酶 (+)，硝酸盐还原试验 (+)。

3. 抵抗力　对湿热、紫外线、75% 酒精等敏感；耐酸、耐碱、耐干燥，干燥痰内可存活6~8 个月，黏附在尘埃可保持传染性8～10 天。

4. 变异性　卡介苗 (BCG) 是预防结核病的减毒活疫苗。

(二) 致病性与免疫性

不产生内毒素、外毒素，无荚膜、无侵袭性酶，主要是机体对菌体成分及代谢产物引起免疫损伤及超敏反应。可通过呼吸道、消化道、皮肤黏膜损伤等多种途径感染。

1. 致病物质

（1）脂质

1）索状因子：与索状生长现象有关，抑制白细胞游走，引起慢性肉芽肿。

2）磷脂：与结核结节的形成及干酪样坏死有关。

3）硫酸脑苷脂：抑制吞噬细胞中吞噬体与溶酶体的结合，使细菌能在吞噬细胞中长期存活。

4）蜡质 D ：迟发型超敏反应。

（2）蛋白质：结核菌素。

2. 所致疾病

全身各器官组织皆可受染，以肺结核最为常见。

（1）肺部感染

1）原发感染：初次感染，多见于儿童，感染灶易扩散（原发综合征）。

2）继发感染：多发于成年人，机体经初染，已有细胞免疫能力，所以病灶局限，此期病灶易发生干酪样坏死、空洞，结核杆菌可随痰排出，传染性强。

（2）肺外感染。

3. 免疫性　传染免疫（有菌免疫）；细胞免疫；细胞免疫与Ⅳ型超敏反应并存。

（三）实验室检查

1. 标本涂片染色镜检　取标本直接涂片进行抗酸染色、镜检，找到抗酸杆菌可初步诊断。

2. 分离培养（费时较长）

3. PCR 法　检测痰、胸水或关节液中有无结核杆菌核酸。

4. 免疫学诊断　结核菌素试验。

（1）原理：注入机体皮内后如受试者已感染过结核杆菌，结核菌素与致敏淋巴细胞特异性结合，在局部释放淋巴因子，形成超敏反应性炎症，出现红肿、硬结。若受试者未感染过结核杆菌则无局部超敏反应发生。

（2）方法：取 PPD 5U 注射于前臂掌侧皮内，经48～72h 检查反应情况。注意局部有无硬结，不能单独以红晕为标准。

（3）结果判断：

1）局部红肿或硬结直径<5 mm 为阴性。

2）局部红肿或硬结直径 5～15 mm 为阳性。

3）局部红肿或硬结直径 ≥15mm 或不足 15mm 但有水泡、出血、坏死、淋巴管炎为强阳性。

（4）结果分析：

1）阳性反应：机体曾感染过或已接种卡介苗，对结核杆菌有免疫力。3岁以内儿童未接种卡介苗者可能有活动性结核病灶。

2）强阳性：可能有活动性结核，是诊断结核病的特异指征。

3）阴性反应：未受感染，机体对其无免疫力，但可有假阴性反应。

（5）实际应用

1）用于卡介苗接种前后检查结核免疫的转变，测定免疫效果。

2）作为婴幼儿结核病诊断的参考。

3）测定肿瘤患者细胞免疫功能。

4）在未接种卡介苗人群中作结核杆菌感染的流行病学调查。

（四）防治原则

1. 特异性预防　接种卡介苗 BCG。

2. 治疗　常用药物有异烟肼、链霉素、对氨基水杨酸钠、利福平、乙胺丁醇等。"DOTS"：直接督导短程疗法。

第二节　麻风分枝杆菌

麻风分枝杆菌俗称麻风杆菌，经皮肤、黏膜侵入人体，引起麻风。麻风是一种慢性传染病。麻风分枝杆菌为抗酸杆菌，比结核菌粗短，抗酸着色均匀。典型的胞内寄生菌，有麻风杆菌存在的细胞胞质有泡沫，形成麻风细胞。体外人工培养未成功。麻风患者可分为结核样型和瘤型，瘤型麻风传染性强，有狮样面容；结核样型传染性小，可自愈。诊断麻风病主要方法是涂片染色镜检。定期普查，早发现早治疗，是主要的防治方法。

模拟试题测试，提升应试能力

一、名词解释

1. 原发综合征　　2. 抗酸染色　　3. 结核菌素试验　　4. 有菌免疫

5. 卡介苗

二、选择题

1. 下列细菌中细胞壁脂量含量最多的是 （   ）

A. 放线菌
B. 白喉杆菌
C. 结核杆菌
D. 霍乱弧菌
E. 幽门螺杆菌

2. 下列关于结核分枝杆菌的叙述中不正确的是 （   ）

A. 营养要求高，生长缓慢
B. 有毒菌株在液体培养基中呈索状生长
C. 耐酸碱，耐干燥
D. 有毒菌株为光滑型
E. 抗酸染色呈红色，为抗酸菌

3. 结核菌素试验的原理是 （   ）

A. 结核菌素的毒性作用
B. 毒素抗毒素中和试验
C. Ⅰ型超敏反应
D. 迟发型超敏反应
E. Ag-Ab 复合物在局部沉积

4. 关于结核菌素试验下列说法错误的是 （   ）

A. 属于迟发型超敏反应
B. 可检测机体的细胞免疫功能
C. 以局部红肿、硬结的直径为标准
D. 可检测机体对结核杆菌的免疫状
E. 18～24 小时观察结果

5. 结核菌素试验阳性，下述情况不正确的是（   ）

A. 机体对结核杆菌有一定的特异性免疫
B. 接种卡介苗成功
C. 机体感染过结核杆菌
D. 机体对结核杆菌有迟发型超敏反应
E. 机体对结核杆菌无免疫力

6. 从痰中检出下列哪种细菌具有临床诊断意义 （   ）

A. 甲型溶血型链球菌
B. 金葡菌
C. 表皮葡萄球菌
D. 结核杆菌
E. 放线菌

7. 下列哪项与结核杆菌的致病性无关 （   ）

A. 索状因子　　　　　　　　　　B. 硫酸脑苷脂磷脂

C. 结核杆菌外毒素　　　　　　　D. 蜡脂 D

E. 磷脂

8. 下列最适合接种卡介苗是（　　　）

A. 疑为肺结核的患儿　　　　　　B. 结核菌素试验阳性儿童

C. 结核菌素试验阴性的麻疹患儿　D. 结核菌素试验阴性儿童

E. 结核菌素试验阴性的免疫缺陷患者

9. 一名工人因近一个月来咳嗽、咳血、盗汗、消瘦、乏力，午后低热、心悸并伴有食欲不振。医生怀疑该患者为肺结核并进行痰检，应选用的染色方法是（　　　）

A. 抗酸染色法　　　　　　　　　B. 吉姆萨染色法

C. 特殊染色法　　　　　　　　　D. 革兰染色法

E. 鞭毛染色法

10. 对患者痰液进行结核杆菌培养要选用下列哪种培养基（　　　）

A. 巧克力色培养基　　　　　　　B. 血琼脂平板

C. 罗氏培养基　　　　　　　　　D. 沙氏培养基

E. SS 培养基

11. 下列细菌中繁殖速度最慢的是（　　　）

A. 金黄色葡萄球菌　　　　　　　B. 肺炎链球菌

C. 结核分枝杆菌　　　　　　　　D. 淋病奈瑟菌

E. 大肠杆菌

12. 结核分枝杆菌的抗酸性与下列哪项有关（　　　）

A. 蜡脂 D　　　　　　　　　　　B. 磷脂

C. 分枝菌酸　　　　　　　　　　D. 索状因子

E. 硫酸脑苷脂

13. 结核杆菌的侵入途径下列哪项不可能（　　　）

A. 消化道　　　　　　　　　　　B. 呼吸道

C. 破损的皮肤　　　　　　　　　D. 节肢动物的叮咬

E. 泌尿道

14. 下列哪种细菌不以内毒素或外毒素为致病物质（　　　）

A. 结核杆菌　　　　　　　　　　B. 炭疽杆菌

C. 白喉棒状杆菌　　　　　　　　D. 绿脓杆菌

E. 金葡菌

15. 机体对结核分枝杆菌的免疫特点正确的是（　　）

A. 以体液免疫为主

B. 以体液和细胞免疫并重

C. 为感染免疫

D. 可引起Ⅲ型超敏反应

E. 可引起Ⅱ型超敏反应

16. 关于卡介苗（BCG）说法正确的是（　　）

A. 加热处理后的人型结核杆菌

B. 经甲醛处理后的人型结核杆菌

C. 发生了抗原变异的牛型结核杆菌

D. 保持免疫原性，减毒的活的人型结核杆菌

E. 保持免疫原性，减毒的活的牛型结核杆菌

三、简答题

1. 抗酸染色的原理、操作步骤及应用？

2. 结核菌素试验的原理、结果分析及意义？

第二十一章

其他细菌

学习内容提炼，涵盖重点考点

第一节　其他革兰阴性菌

（一）铜绿假单胞菌

铜绿假单胞菌又称绿脓杆菌。G⁻杆菌，无芽胞，有荚膜，多数有鞭毛，专性需氧，最适生长温度35℃，普通培养基上可以生长，可产多种水溶性色素。抵抗力强，对多种抗生素耐药。

铜绿假单胞菌为条件致病菌，广泛存在环境中，加之多种传播途径和污染，因此易感染，特别是免疫力低下的患者，在医院感染中常见。能产生多种致病物质，主要是菌毛、荚膜、内毒素、外毒素和多种胞外酶。

所致疾病临床上常见的皮肤感染、呼吸道感染、泌尿道感染、手术切口、烧伤组织感染。

（二）鲍曼不动杆菌

G⁻球杆菌，常成对排列，也可单个存在。无芽胞，无鞭毛，黏液型菌株有荚膜。奈瑟菌科。营养要求一般，在普通琼脂平板和 MAC 平板上均能生长。SS 平板上部分菌株可生长。本菌毒力较低，所致疾病为医院获得性肺炎，传播途径呼吸机感染。

（三）流感嗜血杆菌

革兰阴性短小球杆菌，呈双球形或短丝状或多形性，无芽胞、无鞭毛，有荚膜。有毒菌株形成荚膜。营养要求高，培养基中需加入血液，以提供 X 因子和 V 因子（巧克力色培养基）。流感嗜血杆菌与金葡菌在血平板上共同孵育时，会出现"卫星现象"。致病物质：荚膜、菌毛及内毒素。所致疾病：原发感染；继发感染。

（四）嗜肺军团菌

嗜肺军团菌是引起军团菌病的病原体，首发于 1976 年的美国一次军人聚会，故称作军团病。革兰阴性杆菌，形态有多形性，经 Gimenen 染色，菌体呈红色，背景为绿色。致病物质：菌体表面结构、内毒素、外毒素及侵袭性酶；传染途径：呼吸道（吸入含有军团菌的气溶胶）；所致疾病：军团菌病。预防：定期清洗空调。

第二节　其他革兰阳性菌

（一）白喉棒状杆菌

白喉棒状杆菌俗称白喉杆菌，是白喉的病原菌。革兰染色阳性，菌体细长弯曲，一端或两端膨大呈棒状，常排列呈 V、L 等文字形。无鞭毛、无荚膜、无芽胞。用亚甲蓝或奈瑟染色，菌体一端、两端或中央可见明显的浓染颗粒，称为异染颗粒，主要成分是核糖核酸和多磷酸盐。在亚碲酸钾血平板上，可形成黑色或灰黑色菌落。

致病物质主要为白喉毒素。白喉毒素是外毒素，由 β-棒状杆菌噬菌体毒素基因编码。经呼吸道飞沫感染，引起白喉。假膜脱落阻塞呼吸道是白喉早期死亡的主要原因，而中毒性心肌炎是白喉晚期死亡的主要原因。预防用白喉类毒素或白百破三联菌苗进行人工自动免疫。注射白喉抗毒素进行被动免疫。

（二）炭疽芽胞杆菌

致病菌中最大的 G⁺杆菌，两端平切、竹节状、无鞭毛，有毒株有明显荚膜，芽胞椭圆形，小于菌体，位于菌体中央。需氧或兼性厌氧，营养要求不高，在普通培养基上为扁平、粗糙、不透明、灰白色、无光泽，边缘不整齐的菌落，低倍镜下菌落边缘呈卷发状。芽胞在干燥土壤中或皮毛中常温下存活数十年致病力不减，牧场一旦污染，传染性可持续数十年。所致疾病炭疽病，是人畜共患的急性传染病。传染源是患病食草动物及其制品或被污染物。通过接触引起皮肤炭疽；食用引起肠炭疽；吸入引起肺炭疽。预防的重点是病畜焚烧或深埋，流行区受感染威胁的人员及家畜接种炭疽减毒活疫苗。

（三）放线菌

G$^+$丝状体，原核细胞型微生物。放线菌为人体正常菌群。在机体抵抗力降低、口腔不洁、外伤等情况时引起内源性感染，导致化脓性炎症和瘘管，其特征是脓汁中有硫磺颗粒，镜下呈菊花状排列，可作为放线菌病辅助诊断的指标。

第三节　弧菌属与弯曲菌属

（一）霍乱弧菌

G$^-$弧菌，菌体弯曲呈弧形或逗点状，有单端鞭毛，长为菌体的 3～5 倍。在米泔水样粪便标本中排列呈鱼群状。该菌运动活泼，呈穿梭样或流星状。兼性厌氧，最适生长温度 35℃，耐碱不耐酸，在 pH 8.8～9.2 碱性蛋白胨水或碱性琼脂平板上生长良好。

霍乱弧菌是引起我国甲类烈性传染病霍乱的病原体。分为古典生物型和埃尔托（Eltor）生物型。对热、日光、干燥、酸、消毒剂敏感，但耐碱力较强。致病物质有鞭毛、菌毛、及霍乱肠毒素。霍乱肠毒素是已知致泻能力最强的肠毒素。人是唯一易感者，细菌通过污染的水或食物经口进入机体而感染，泻出物与呕吐物呈米泔水样。如治疗不及时，患者常因肾衰竭和休克而死亡，若及时补充液体和电解质，则大多数患者可在数日内恢复。

（二）副溶血性弧菌

革兰阴性杆菌，在 3.5% 氯化钠的培养基中生长良好，无盐不生长，是一种嗜盐性弧菌。分布于海产品或盐渍食物中，主要引起食物中毒。不耐热，65℃ 30min 即被杀死。耐碱不耐酸，在 2% 冰醋酸或食醋中 5min 死亡。

（三）空肠弯曲菌

G$^-$，菌体弯曲呈逗点、弧形、S 形、螺旋形。陈旧培养物可呈球形或长丝状。无芽胞。运动非常活泼，呈投镖样或螺旋样前进。未经处理的水以及生牛乳是人类感染的主要来源。弯曲菌的传播途径主要以食物和水的传播为多见，经口摄入是本菌最主要的传播方式。腹泻是空肠弯曲菌感染最常见的临床表现，感染后可引发吉兰-巴雷综合症和反应性关节炎。

（四）幽门螺杆菌

革兰染色阴性，菌体细长弯曲呈螺形、S 形或海鸥形。菌体一端或两端可有多根带鞘鞭毛，运动活泼。与萎缩性胃炎，胃、十二指肠溃疡和胃癌等疾病相关。

模拟试题测试，提升应试能力

一、名词解释

1. 霍乱肠毒素　　2. 异染颗粒　　3. 卫星现象　　4. 幽门螺杆菌

二、选择题

A_1 型题

1. 在放线菌感染患者的脓汁中，可观察到的黄色小颗粒是（　　）

A. 包涵体
B. 质粒
C. 异染颗粒
D. Dane 颗粒
E. 硫磺颗粒

2. 对脓汁中颗粒物压片镜检可见到菊花状菌丝的是（　　）

A. 真菌
B. 放线菌
C. 绿脓杆菌
D. 链丝菌
E. 链霉菌

3. 造成白喉病人早期死亡的主要原因是（　　）

A. 软腭麻痹
B. 心肌炎
C. 假膜阻塞呼吸道
D. 膈肌麻痹
E. 毒血症

4. 白喉局部病变的特征是（　　）

A. 溃疡
B. 假膜
C. 红肿
D. 脓肿
E. 水肿

5. 白喉杆菌主要致病物质是（　　）

A. 菌毛
B. 外毒素
C. β-噬菌体
D. 侵袭性酶
E. 内毒素

6. 霍乱弧菌通过下列哪项黏附于宿主细胞（　　）

A. K 抗原
B. 菌毛
C. 荚膜
D. 鞭毛

E. 脂多糖

7. 霍乱首例病人应快速准确确诊，并及时报告疫情是由于该病 （　　）

A. 病死率极高　　　　　　　　B. 为烈性传染病

C. 无治疗方法　　　　　　　　D. 无有效的预防措施

E. 无疫苗

8. 副溶血性弧菌所致疾病是 （　　）

A. 霍乱　　　　　　　　　　　B. 食物中毒

C. 胃十二指肠溃疡　　　　　　D. 败血症

E. 肺炎

9. 食海产品或盐腌渍品易被副溶血性弧菌污染引起食物中毒，是因为该菌 （　　）

A. 耐高渗　　　　　　　　　　B. 耐酸

C. 嗜盐　　　　　　　　　　　D. 耐碱

E. 嗜温

10. 霍乱水样泻是由于霍乱肠毒素作用于肠黏膜上皮细胞，造成胞内 （　　）

A. cAMP 含量降低　　　　　　B. ATP 含量升高

C. cAMP 含量升高　　　　　　D. cGMP 含量升高

E. cGMP 含量降低

11. 霍乱弧菌生物学特性，下列叙述错误的是 （　　）

A. 弧形菌　　　　　　　　　　B. 鱼群状排列

C. 革兰阴性　　　　　　　　　D. 周鞭毛

E. 碱性环境易生长

12. 下列关于副溶血性弧菌叙述不正确的是 （　　）

A. G^-弧菌　　　　　　　　　B. 耐酸怕碱

C. 耐盐生长　　　　　　　　　D. 端生单鞭毛

E. 可导致食物中毒

13. 与慢性胃炎、胃癌有关的细菌是 （　　）

A. 空肠弯曲菌　　　　　　　　B. 幽门螺杆菌

C. 胎儿弯曲菌　　　　　　　　D. 鼠伤寒沙门菌

E. 变形杆菌

14. 海产品引起的食物中毒主要由下列哪项引起 （　　）

A. 霍乱弧菌

B. 副溶血性弧菌

C. 幽门螺杆菌

D. 空肠弯曲菌

E. 胎儿弯曲菌

15. 白喉棒状杆菌主要形态特征是（   ）

A. 菌体着色不均匀，出现异染颗粒

B. 无荚膜

C. 菌体细长微弯，一端或两端膨大呈棒状

D. 无鞭毛

E. 无芽胞

16. 关于白喉棒状杆菌的致病作用下列说法错误的是（   ）

A. 主要致病因素为白喉毒素

B. 在局部繁殖，细菌不入血

C. 通过呼吸道感染

D. 白喉毒素可引起局部细胞坏死

E. 白喉毒素一般不入血

17. 下列哪种细菌与金葡菌在血平板上共同孵育可出现"卫星现象"
（   ）

A. 大肠杆菌

B. 百日咳杆菌

C. 流感嗜血杆菌

D. 表皮葡萄球菌

E. 嗜肺军团菌

18. 易于烧伤或创伤后感染的是下列哪种细菌（   ）

A. 白喉棒状杆菌

B. 流感嗜血杆菌

C. 铜绿假单胞菌

D. 嗜肺军团菌

E. 沙门菌

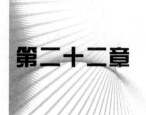

第二十二章

其他原核细胞型微生物

学习内容提炼，涵盖重点考点

第一节 支 原 体

（一）生物学性状

支原体是一类无细胞壁、形态上呈高度多形性、可通过滤菌器，并能在无生命培养基中生长繁殖最小的原核细胞型微生物。大小一般在 0.2 ~ 0.3μm，无细胞壁，呈高度多形性，常呈球形、杆形、长丝形及分枝状等。G⁻，常用 Giemsa 染色法染成淡紫色。以二分裂法繁殖。形成"油煎蛋"样菌落。

与细菌不同：能通过滤菌器，缺乏细胞壁，生长需要胆固醇，对抗生素不敏感。

与病毒不同：具有 DNA 和 RNA，能在无生命培养基中生长繁殖等特性。

（二）致病性

致病性支原体：肺炎支原体、人型支原体、生殖道支原体、解脲脲原体等。

支原体可选择性地与宿主细胞上相应受体黏附，从细胞膜获取脂质与胆固醇，损伤细胞引起疾病。所致疾病有：

1. 人类原发性非典型肺炎 肺炎支原体，主要经呼吸道飞沫传播，引起此病症状一般较轻，多见于 5 ~ 15 岁青少年。

2. 非淋菌性和非衣原体性泌尿生殖道感染 人型支原体、生殖道支原体和解脲脲原体通过性接触传播。如尿道炎、睾丸附睾炎、宫颈炎、盆腔炎等。

对青霉素不敏感，对干扰蛋白质合成的抗生素如红霉素敏感。

第二节　立 克 次 体

（一）生物学性状

立克次体是一类严格活细胞内寄生，以节肢动物为传播媒介，G⁻的原核细胞型微生物。立克次体多形态，球杆状或短杆状，在感染细胞内，立克次体常聚集成致密团块状，但也可成单或成双排列。革兰染色阴性，常用Giemsa 染色，立克次体被染成紫红色，其大小介于细菌与病毒之间，能通过细菌滤菌器。

变形杆菌某些菌株 X 菌株菌体抗原代替立克次体，检测相应抗体凝集试验，即外斐氏反应，抗体效价≥1∶160 有意义。

（二）致病性

1. 传播媒介　吸血节肢动物，如虱、蚤、蜱、恙螨等。

2. 致病物质　内毒素（发热，DIC，休克）；磷脂酶 A（溶解宿主细胞膜或吞噬体膜）；微荚膜（黏附，抗吞噬）。

3. 所致疾病

（1）普氏立克次体：所致疾病流行性斑疹伤寒，传播媒介人虱，传播方式虱粪经伤口感染。

（2）莫氏立克次体：所致疾病地方性斑疹伤寒，传播媒介鼠蚤，传播方式蚤粪经伤口感染。

（3）恙虫病立克次体：所致疾病恙虫病，传播媒介恙螨，传播方式恙螨幼虫叮咬。

（4）立氏立克次体：所致疾病落矶山斑点热，传播媒介蜱，传播方式蜱叮咬。

（5）贝氏立克次体：所致疾病 Q 热，传播媒介蜱，传播方式接触、呼吸道等。

第三节　衣 原 体

（一）生物学性状

衣原体是一类严格寄生在细胞内，有独特发育周期，能通过细菌滤菌器的原核细胞型微生物。引起人类疾病的主要有沙眼衣原体、肺炎衣原体以及鹦鹦热衣原体。常用鸡胚卵黄囊接种。

圆形或椭圆形，Giemas 染色呈紫红色，光镜下可见两种形态

（1）原体：小而致密，位于胞外，有核质及细胞壁，为成熟典型衣原体，有感染性，无繁殖力。

（2）始体（网状体）：大而疏松，位于胞内，无核质及细胞壁，为细胞繁殖型，无感染性。

抵抗力弱，对热敏感，对四环素、氯霉素、红霉素、螺旋霉素及利福平等敏感。

（二）致病性

所致疾病如下。

1. 沙眼衣原体　对人致病的有沙眼亚种及性病淋巴肉芽肿亚种。

（1）沙眼：通过眼-手-眼途径直接或间接密切接触传播，影响视力或致盲。

（2）包涵体结膜炎：包括婴儿及成人两类，婴儿通过产道感染，引起滤泡性结膜炎，不侵犯角膜，能自愈。

（3）泌尿生殖道感染：男性为非淋菌性尿道炎，可合并附睾炎、前列腺炎等；女性为尿道炎、宫颈炎、输卵管炎与盆腔炎等。

（4）性病淋巴肉芽肿：性传播疾病。男性引起化脓性淋巴结炎和慢性淋巴肉芽肿，常形成瘘管；侵犯女性会阴、肛门、直肠，引起会阴-肛门-直肠组织狭窄。

2. 肺炎衣原体　经呼吸道传播，引起青少年肺炎和急性呼吸道感染。

（三）防治原则

无特异性预防方法。性病淋巴肉芽肿可使用磺胺类进行治疗。

第四节　螺　旋　体

螺旋体是一类细长、柔软、弯曲、运动活泼，革兰染色阴性的原核细胞型微生物。Fontana 镀银染色法染成棕褐色。螺旋体具有细胞壁，以二分裂方式繁殖，原始核质，对抗生素敏感等，故分类学归属细菌范畴。引起人类疾病的有三个属，即钩端螺旋体属、密螺旋体属、疏螺旋体属。

（一）钩端螺旋体

钩端螺旋体螺旋细密，规则，一端或两端呈钩状，运动活泼，菌体呈 C 或 S 型。不易着色，用 Fontana 镀银染色法染成棕褐色。营养要求较复杂，常

用柯氏（Korthof）培养基培养，生长缓慢。

产生溶血素、内毒素样物质、细胞毒因子等致病物质，所致疾病钩端螺旋体病，简称钩体病。钩体病是一种自然疫源性疾病，人畜共患病，鼠和猪为主要储存宿主。疫土、疫水为其传播媒介，体液免疫为主，病后获得对同型钩体的持久免疫力。

实验室检查：

1. 病原检查 标本 7～10 天内取血，2 周后取尿或抽取脑脊液。镜检：暗视野显微镜，镀银染色；分离培养。

2. 免疫检查 显微镜凝集试验（MAT），间接凝集试验。

3. 分子生物学检查 PCR 扩增，DNA 探针杂交，同位素，生物素等。

（二）梅毒螺旋体

梅毒螺旋体属于密螺旋体属，是人类梅毒的病原体。有 8～14 个致密而规则螺旋，两端尖直，有 3～4 根周鞭毛，运动活泼。不易着色，常用 Fontana 镀银染色法，菌体被染成棕褐色且变粗。人工培养方法未成功，接种兔睾丸或眼前房。抵抗力极弱，对冷、热及干燥特别敏感。病人是唯一的传染源，经性接触传播引起后天梅毒，经垂直传播可引起先天梅毒。

实验室检查：

1. 病原检查 Ⅰ期梅毒取硬下疳渗出液；Ⅱ期梅毒取梅毒疹渗出液或局部淋巴结抽出液。暗视野镜下观察螺旋体的动力和形态，Fontana 镀银染色法观察螺旋体的形态。

2. 免疫检查 非密螺旋体抗原试验；密螺旋体抗原试验。

3. 分子生物学检查 PCR，核酸探针等。

模拟试题测试，提升应试能力

一、名词解释

1. 支原体　　2. 胎传梅毒　　3. 螺旋体　　4. 原体　　5. 外斐试验

二、选择题

1. 能在无生命培养基中生长的最小的原核细胞型微生物是（　　　　）

A. 病毒　　　　　　　　　　　B. 支原体

C. 立克次体　　　　　　　　　D. 衣原体

E. 细菌

2. 肺炎支原体主要引起哪种疾病 （　　　）

A. 小叶性肺炎　　　　　　　　B. 原发性非典型性肺炎

C. 脓胸　　　　　　　　　　　D. 大叶性肺炎

E. 败血症

3. 下列与立克次体有共同抗原成分的细菌是 （　　　）

A. 绿脓杆菌　　　　　　　　　B. 大肠杆菌

C. 产气杆菌　　　　　　　　　D. 变形杆菌

E. 痢疾杆菌

4. 沙眼的传播途径主要是 （　　　）

A. 眼外伤时感染　　　　　　　B. 从泌尿生殖道到眼

C. 从眼到眼或从眼经手到眼　　D. 内源性感染

E. 游泳时池水污染而感染

5. 世界上导致失明的最主要的病原体是 （　　　）

A. 淋球菌　　　　　　　　　　B. 埃及嗜血杆菌

C. 沙眼衣原体　　　　　　　　D. 鹦鹉热衣原体

E. 包涵体结膜炎衣原体

6. 下列除哪项外均可引起非淋菌尿道炎 （　　　）

A. 人型支原体　　　　　　　　B. 肺炎支原体

C. 溶脲脲原体　　　　　　　　D. 生殖支原体

E. 穿透支原体

7. 下列哪项不属于严格细胞内寄生的微生物 （　　　）

A. 病毒　　　　　　　　　　　B. 立克次体

C. 肺炎支原体　　　　　　　　D. 肺炎衣原体

E. 沙眼衣原体

8. 支原体与细菌 L 型的不同之处是 （　　　）

A. 都具有滤过性，可通过除菌滤器

B. 都需要胆固醇才能生长

C. 都对青霉素有耐受性

D. 都缺乏细胞壁

E. 都有致病性

9. 外斐试验是一种血清学试验，下述论述中不正确的是 （　　　）

A. 滴度在 1∶160 以上有诊断意　　B. 用于检测患者血清中的抗体

C. 属于凝集反应 D. 所用抗原为立克次体特异性抗原

E. 辅助诊断斑疹伤寒和恙虫病

10. 关于衣原体的叙述错误的是 （   ）

A. 含有 DNA 和 RNA 两种核酸

B. 具有肽聚糖组成的细胞壁

C. 以二分裂方式繁殖，有特殊的生活周期

D. 严格细胞内寄生

E. 抗生素不能抑制其生长繁殖

11. 关于梅毒叙述错误的是 （   ）

A. 病原体是螺旋体 B. 人是唯一传染源

C. 可通过性接触或通过垂直传播 D. 病后可获得终身免疫

E. 治疗不及时易成慢性

12. 以下哪项抵抗力最弱 （   ）

A. 回归热螺旋体 B. 梅毒螺旋体

C. 钩端螺旋体 D. 立克次体

E. 真菌

13. 用柯氏 Korthof 培养基培养的是 （   ）

A. 梅毒螺旋体 B. 回归热螺旋体

C. 钩端螺旋体 D. 奋森螺旋体

E. 伯氏螺旋体

14. 下列方法中检查螺旋体最常用的是 （   ）

A. 悬滴法 B. Giemsa 染色法

C. 抗酸染色法 D. 革兰染色法

E. 暗视野显微镜法

15. Ⅰ期梅毒患者病原体检查应取 （   ）

A. 血液 B. 下疳渗出物

C. 脑脊液 D. 尿液

E. 梅毒疹渗出物

三、简答题

1. 比较支原体与 L 型细菌的异同点？

2. 简述衣原体的发育周期？

3. 梅毒螺旋体所致疾病及疾病进程？

第二十三章

真　菌

学习内容提炼，涵盖重点考点

第一节　概　述

真菌具有典型细胞结构（细胞核、细胞器、细胞壁），细胞壁含几丁质和（或）纤维素，无根、茎、叶，不含叶绿素的真核细胞型微生物。

（一）生物学性状

细胞壁为几丁质，并含葡聚糖，甘露聚糖及蛋白质，某些酵母菌还含类脂体。细胞内有较为典型的核结构和细胞器。真菌分为两类：单细胞真菌；多细胞真菌。

1. 单细胞真菌　呈圆形或椭圆形。以出芽方式繁殖。主要为酵母菌和类酵母菌，如隐球菌、念珠菌。

2. 多细胞真菌　由菌丝和孢子组成。菌丝分枝交织成团，形成菌丝体（mycelium），并长有各种孢子。通常称之为丝状菌或霉菌（mold）。

（1）菌丝：营养菌丝（伸入到培养基内）；气生菌丝也叫生殖菌丝（露出于培养基表面）。

（2）孢子：有性孢子；无性孢子。

大多数真菌营养要求不高，常用沙氏培养基（SDA）培养。浅部病原性真菌最适培养温度为22～28℃，生长缓慢，多于1～4周出现典型菌落。深部病原性真菌最适培养温度为37℃，生长较快，经3～4天即长出菌落。

真菌菌落有以下三种类型。

1. 酵母型菌落 为单细胞真菌的菌落，形态与一般细菌菌落相似，以出芽形式繁殖。

2. 类酵母型菌落 外观似酵母菌落，但可见伸入培养基中的假菌丝，由伸长的芽生孢子形成。

3. 丝状菌落 为多细胞真菌的菌落，由许多管状、分枝菌丝体组成。

抵抗力：真菌对干燥、阳光、紫外线及一般化学消毒剂有一定的耐受力，对热敏感，一般60℃ 1h可杀死真菌菌丝和孢子。对2.5%碘酒，10%福尔马林都敏感。

变异性：真菌易发生变异，在人工培养基中多次传代或孵育过久，可出现形态结构、菌落性状、色素及毒力等改变。

（二）致病性与免疫性

1. 致病性

（1）真菌性感染：主要是外源性感染。

（2）条件致病性真菌感染：主要是内源性感染（如白色念珠菌），亦有外源性感染（如曲霉菌）。

（3）过敏性真菌病：由真菌性过敏原（如孢子抗原）引起过敏症。

（4）真菌毒素中毒症：侵犯害肝、肾、脑、中枢神经系统及造血组织。如黄曲霉毒素。

（5）真菌毒素与肿瘤

2. 免疫性

（1）非特异性免疫：人类对真菌感染有天然免疫力。

（2）特异性免疫：包括体液免疫和细胞免疫，真菌感染中细胞免疫是机体排菌杀菌及复原的关键。

（三）实验室检查

1. 标本采集

2. 病原检查 不染色标本的直接镜检；染色标本检查；培养检查。

3. 免疫检查 乳胶凝集法、ELISA法、免疫荧光法。

第二节 皮肤感染真菌

皮肤感染真菌主要为丝状菌，多侵犯皮肤、毛发、指甲等角化组织引起癣症，又称皮肤癣菌。皮肤癣菌含毛癣菌、表皮癣菌和小孢子癣菌三个属，主要侵犯角化的表皮、毛发和指（趾）甲，引起皮肤癣病，包括手足癣、体癣、灰指甲、头癣等。

第三节 机会致病性真菌

（一）假丝酵母菌

假丝酵母菌又称念珠菌，其中白假丝酵母菌是最常见的致病菌。

菌体卵圆形，革兰染色阳性，有假菌丝。培养特性：典型类酵母型菌落，表面光滑，呈灰白色或奶油色，有酵母气味。在免疫力低下、菌群失调等情况下念珠菌可引起皮肤黏膜、内脏、中枢神经等各个部位的感染，称为念珠菌病如鹅口疮、阴道炎、呼吸道炎症等。

（二）新生隐球菌

新生隐球菌又名溶组织酵母菌，是土壤，鸽类，牛乳、水果等的腐生菌，也可存在人口腔中。可侵犯人和动物，一般为外源性感染，但也可能为内源性感染，对人类而言，它通常是条件致病菌。

菌体呈较大球形，直径一般 4~8μm，有肥厚的荚膜，折光性强，一般染料不易着色，难以发现，称隐球菌，用墨汁负染法镜检，可见到透明荚膜包裹着菌细胞，菌细胞常有出芽，但不生成假菌丝。新生隐球菌大量存在于干燥的鸽粪中，通过呼吸道感染人类，引起隐球菌病。

（三）曲霉菌、毛霉菌

曲霉菌广泛分布于自然界，引起的疾病包括肺曲霉病（真菌球型肺曲霉病、曲霉肺炎、过敏性支气管肺曲霉病）、全身性曲霉病、毒素中毒、致癌，黄曲霉菌能诱导肝癌发生。无有效的预防措施，治疗可采用抗真菌药物。

毛霉菌广泛存在于自然界的腐生菌，常引起食物发生霉变，是一种条件感染性真菌，感染首发于鼻及耳部，引起坏死性炎症和肉芽肿，可扩散至全身，引起死亡。

（四）卡氏肺孢子菌

为条件感染性真菌，引起肺孢子菌肺炎，为 AIDS 患者最常见的并发症和致死原因，无有效的预防方法。

模拟试题测试，提升应试能力

一、名词解释

1. 真菌   2. 孢子   3. 菌丝   4. 酵母型菌落   5. 菌丝体

二、选择题

1. 真菌孢子的主要作用是（   ）

A. 入侵宿主细胞   B. 抵抗不良环境   C. 繁殖

D. 引起炎症反应   E. 引起超敏反应

2. 真菌的繁殖器官是（   ）

A. 芽管   B. 菌丝体   C. 芽胞

D. 菌丝   E. 孢子

3. 真菌生长的最适 pH 值是（   ）

A. 2～3   B. 3～5   C. 4～6

D. 6～7   E. 7～8

4. 下列选项中不是真菌繁殖方式的是（   ）

A. 出芽   B. 产生孢子   C. 复制

D. 形成菌丝   E. 菌丝断裂

5. 与原发性肝癌密切相关的是（   ）

A. T-2 毒素   B. 黄曲霉毒素   C. 展青霉素

D. 灰黄霉素   E. 溶血毒素

6. 婴幼儿鹅口疮病原体是（   ）

A. 皮肤丝状菌   B. 荚膜组织胞浆菌   C. 白色念珠菌

D. 着色芽生菌   E. 新型隐球菌

7. 新生隐球菌的感染方式主要是（   ）

A. 密切接触感染   B. 消化道吞入孢子

C. 内源性感染   D. 呼吸道吸入孢子

E. 通过输血、输液感染

8. 多细胞真菌的菌落类型是（   ）

A. 光滑型菌落   B. 粗糙型菌落   C. 类酵母菌落

D. 酵母型菌落   E. 丝状菌落

9. 深部感染真菌的最适生长温度是（   ）

A. 18℃   B. 22℃   C. 25℃

D. 30℃   E. 37℃

10. 在沙保培养基上皮肤癣菌要生长出典型菌落需要的时间一般为

（   ）

A. 1~2 天   B. 3~4 天   C. 5~6 天

D. 1~4 周   E. 1~2 月

11. 白假丝酵母菌在玉米粉培养基上可长出（   ）

A. 厚膜孢子   B. 分生孢子   C. 关节孢子

D. 芽生孢子   E. 孢子囊孢子

12. 观查新生隐球菌常用染色方法（   ）

A. 革兰染色法   B. 姬姆萨氏染色法

C. 墨汁负染色法   D. 荧光染色法

E. 镀银染色法

13. 白色念珠菌所致感染属于（   ）

A. 致病性真菌感染   B. 真菌性中毒症

C. 真菌超敏反应性疾病 D. 条件致病性真菌感染

E. 真菌毒素致病

14. 在显微镜下观察真菌时，处理标本常用物质是（   ）

A. 放线菌酮   B. 氢氧化钾   C. 甘油

D. 氯霉素   E. 灰黄霉素

三、简答题

1. 真菌孢子与细菌芽胞的不同是什么？

2. 简述真菌的三种菌落特征。

3. 白色念珠菌所致疾病？

第二十四章

病毒的基本性状

学习内容提炼，涵盖重点考点

病毒（virus）：是一类个体微小、结构简单、只含单一核酸（DNA 或 RNA）且必须在活细胞内寄生以复制的方式繁殖的非细胞型微生物。

特征：

（1）体积非常微小，必须用电子显微镜放大几万至几十万倍后方可观察。

（2）结构简单，无完整细胞结构，仅有一种核酸（RNA 或 DNA）。

（3）严格的细胞内寄生性，只能在一定种类的活细胞中增殖。

（4）对抗生素不敏感，但对干扰素敏感。

第一节 病毒的大小与形态

病毒体：一个完整成熟并有感染力的病毒颗粒。其测量单位为纳米或毫微米。测量病毒最可靠的方法是电子显微镜技术。病毒的形态表现为多形性，常见的有球形、砖形、杆形、弹状和蝌蚪形等。

第二节 病毒的结构和化学组成

（一）病毒的结构

病毒的结构简单，无完整的细胞结构、基本结构有核心和衣壳构成，称为核衣壳，有些病毒在核衣壳外面还有一层包膜。

1. 核衣壳

（1）核心：核酸（DNA 或 RNA）。

（2）衣壳：包绕在核酸外面的蛋白质外壳。衣壳具有抗原性，是病毒的主要抗原成分，可保护病毒核酸免受环境中核酸酶或其他影响因素的破坏，并能介导病毒进入宿主细胞。有以下类型：螺旋对称性，20 面体对称性，复合对称性。

2. 包膜　蛋白质、多糖、脂类。

包膜是某些病毒在成熟过程中穿过宿主细胞，以出芽方式向宿主细胞外释放时获得的，含有宿主细胞膜或核膜成分。包膜表面的钉状突起称包膜子粒或刺突，有包膜的病毒体称为包膜病毒，无包膜的称为裸露病毒。

包膜的主要功能：①保护核衣壳；②引导病毒吸附穿入细胞，与病毒的亲嗜性、感染性有关；③包膜上蛋白石病毒的表面抗原，具有免疫原性，可诱发机体免疫应答，与病毒的致病性、免疫性有关。

（二）病毒的化学组成和功能

1. 病毒核酸　DNA 或 RNA，是主导病毒感染、增殖、遗传、变异的物质基础。

2. 病毒蛋白质　病毒的主要成分，约占病毒体总重量的70%，由病毒基因组编码，具有病毒的特异性。

3. 脂类和糖　脂质主要存在包膜中。

第三节　病毒的增殖

（一）病毒的复制周期

依次包括吸附、穿入、脱壳、生物合成、组装、成熟和释放等步骤。

1. 吸附　病毒的吸附位点与宿主细胞表面受体的结合，首先是静电结合，是可逆的，然后是真正的结合，变得不可逆。病毒具有组织亲嗜性，也就是说，一种病毒并不能对所有的组织进行感染，是有选择的，比如，HIV只选择性的侵犯人淋巴细胞，这是由受体和配体的特异性结合决定的。

2. 穿入　吸附后进入细胞内，有两种方式，一种为吞饮，病毒与细胞表面结合后凹入细胞内，无包膜病毒多以此种方式进入细胞内，另一种为融合，病毒包膜与细胞膜结合，两种膜融合，将病毒的衣壳释放到细胞内。

3. 脱壳　脱去衣壳、核酸裸露。

4. 生物合成　合成大量病毒核酸和结构蛋白，这是一个比较复杂的过程。

5. 装配与释放　组装有的在核内完成，有的在胞质内完成，组装成成熟的子代病毒，并从细胞游离出来。无包膜的病毒裂解宿主细胞，释放出来，有包膜的病毒以出芽的方式释放出来。

（二）病毒异常增殖

1. 顿挫感染　在病毒增殖过程中，虽可合成部分或全部病毒成分，但不能正常组装成完整的病毒体，既不能产生有感染性的子代病毒。

2. 缺陷病毒　指病毒基因组不完整或严重改变而不能复制出完整的子代病毒的病毒。但当与另一种病毒共同培养时，就能使缺陷病毒完成正常的增殖，则这种有辅助作用的病毒被成为辅助病毒。

第四节　病毒的干扰现象

干扰现象：两种病毒同时感染同一细胞时，可发生一种病毒抑制另一种病毒增殖的现象。

第五节　理化因素对病毒的影响

（一）物理因素

1. 温度　多数病毒耐冷不耐热。

2. 酸碱度

3. 射线

（二）化学因素

1. 脂溶剂

2. 化学消毒剂

3. 抗生素与中草药

第六节　病毒的变异

（一）病毒变异的常见类型

1. 基因突变

2. 基因重组

3. 基因整合

（二）病毒变异的生物学意义

模拟试题测试，提升应试能力

一、名词解释

1. 病毒　　2. 刺突　　3. 包膜　　4. 衣壳　　5. 干扰现象

二、填空题

1. 病毒的复制周期包括_____、_____、_____、_____和_____。

2. 病毒体的基本结构由_____和_____构成，总称_____。较复杂的病毒在外层还有一层_____，有些病毒在其表面有钉状突起，称为_____或_____。

3. 根据病毒核酸不同，病毒分为_____病毒和_____病毒。

三、选择题

1. 只能用电子显微镜才能观察到的微生物是（　　）

A. 细菌　　　　　　　　　　　　B. 病毒

C. 立克次体　　　　　　　　　　D. 衣原体

E. 螺旋体

2. 病毒属于（　　）

A. 真核细胞型微生物　　　　　　B. 原核细胞型微生物

C. 非细胞型微生物　　　　　　　D. 细胞壁缺陷型微生物

E. 以上均不是

3. 病毒的遗传物质是（　　）

A. RNA　　　　　　　　　　　　B. DNA

C. DNA 或 RNA　　　　　　　　D. DNA 和 RNA

E. 以上均不是

4. 病毒体的测量单位是（　　）

A. cm　　　　　　　　　　　　　B. mm

C. μm　　　　　　　　　　　　　D. nm

E. mn

5. 关于病毒基本性状叙述错误的是（　　）

A. 体积微小，无细胞结构　　　　B. 含有 DNA 和 RNA

C. 只能在活细胞内增殖　　　　　　　D. 对抗生素不敏感

E. 耐冷不耐热

6. 下述哪一项不是病毒的特征（　　　）

A. 非细胞结构　　　　　　　　　　B. 只含一种类型核酸

C. 可在任何活细胞内增殖　　　　　　D. 对干扰素敏感

E. 对抗生素不敏感

7. 病毒与衣原体在性状上的相同点有（　　　）

A. 只含有一种核酸　　　　　　　　B. 无细胞结构

C. 活细胞内繁殖　　　　　　　　　D. 分裂方式繁殖

E. 对干扰素敏感

8. 对抗生素不敏感的微生物是（　　　）

A. 螺旋体　　　　　　　　　　　　B. 细菌

C. 衣原体　　　　　　　　　　　　D. 病毒

E. 立克次体

9. 关于病毒的叙述错误的是（　　　）

A. 核酸和衣壳组成核衣壳　　　　　B. 衣壳由壳粒构成

C. 病毒衣壳有保护核酸的作用　　　D. 病毒包膜表面可有刺突

E. 有包膜的病毒才有感染性

10. 病毒感染细胞的关键是（　　　）

A. 核衣壳　　　　　　　　　　　　B. 核酸

C. 衣壳　　　　　　　　　　　　　D. 包膜

E. 刺突

11. 病毒被灭活后，最主要失去哪种特性（　　　）

A. 细胞吸附性　　　　　　　　　　B. 细胞融合性

C. 血凝性　　　　　　　　　　　　D. 抗原性

E. 感染性

12. 关于病毒核酸的描述，错误的是（　　　）

A. 每个病毒只有一种类型核酸　　　B. DNA 或 RNA

C. RNA 可携带遗传信息　　　　　　D. 决定病毒包膜所有成分的形成

E. 可决定病毒的感染性

13. 对病毒包膜的叙述有误的是（　　　）

A. 化学成分为蛋白、脂类及多糖　　B. 表面凸起称为壳微粒

C. 可保护核衣壳　　　　　　　　　　D. 可吸附于易感宿主细胞

E. 具有病毒种、型特异性

14. 对病毒衣壳的错误叙述是 （　　　）

A. 由多肽构成的壳微粒组成　　　　　B. 保护病毒核酸

C. 介导病毒吸附易感细胞　　　　　　D. 可抵抗核酸酶和脂溶剂

E. 病毒分类、鉴定的依据

15. 缺损病毒本质上指的是 （　　　）

A. 基因组缺损　　　　　　　　　　　B. 衣壳缺损

C. 包膜缺　　　　　　　　　　　　　D. 包膜表面刺突缺损

E. 刺突缺损

16. 一般保存病毒毒种的最佳温度是 （　　　）

A. 37℃　　　　　　　　　　　　　　B. 4℃

C. -20℃　　　　　　　　　　　　　 D. 室温

E. -70℃

17. 对病毒抵抗力叙述错误的是 （　　　）

A. 大多数病毒60℃ 30分钟可被灭活

B. 大多数病毒在-70℃下可存活

C. 所有病毒对脂溶剂都敏感

D. 甲醛能灭活病毒，但不影响其抗原

E. 紫外线能灭活病毒

18. 子代病毒释放的途径不包括 （　　　）

A. 细胞裂解释放　　　　　　　　　　B. 细胞融合释放

C. 通过细胞间桥释放　　　　　　　　D. 出芽释放

E. 整合释放

19. 有包膜的病毒释放子代的方式多为 （　　　）

A. 出芽释放　　　　　　　　　　　　B. 裂解细胞释放

C. 细胞融合释　　　　　　　　　　　D. 通过细胞间桥释放

E. 以上均不是

20. 病毒稳定吸附于易感组织细胞，主要依靠 （　　　）

A. 随机接触　　　　　　　　　　　　B. 静电吸引

C. 病毒的酶蛋白　　　　　　　　　　D. 病毒抗原与相应抗体结合

E. 病毒表面结构与靶细胞膜相应受体结合

21. 有包膜的病毒进入靶细胞的方式主要为（ ）

A. 胞饮

B. 膜融合

C. 直接穿入

D. 裂解细胞膜

E. 吞噬

22. 病毒产生子代的方法是（ ）

A. 二分裂

B. 复制

C. 形成孢子

D. 有丝分裂

E. 减数分裂

四、简答题

1. 简述病毒的结构与化学组成，说出其各有何功能。

2. 简述病毒的增殖方式及其过程。

3. 简述干扰现象对病毒性疾病的预防有何指导意义。

第二十五章

病毒的感染与免疫

学习内容提炼，涵盖重点考点

第一节　病毒感染的途径与类型

（一）感染方式与途径

病毒感染的传播方式有水平传播和垂直传播。

水平传播：病毒在人群不同个体之间的传播。

垂直传播：病原体从宿主的亲代到子代，主要通过胎盘或产道传播。

（二）感染类型

1. 隐性感染

2. 显性感染

（1）急性感染

＊（2）持续性感染

1）慢性感染：即病毒在显性或隐性感染后未完全清除，可持续增殖，症状时有时无，反复发作，如慢性肝炎。

2）潜伏感染：即原发感染后，病毒长期潜伏在特定细胞中，不增值，无症状，若干年后，因免疫功能低下等诱因可激活潜伏病毒重新增殖，引起疾病复发，如单纯疱疹病毒，水痘-带状疱疹病毒。

3）慢发感染：为慢性发展的进行性加重的病毒感染，病毒感染潜伏期很长，机体无症状也不排毒，一旦出现症状，多表现为进行性过程，预后不良，如麻疹病毒引起的亚急性硬化性脑炎。

第二节　病毒的致病机制

（一）对宿主细胞的致病作用

1. 溶细胞作用

2. 细胞膜改变

3. 包涵体形成　包涵体是指病毒感染细胞后，在胞质或核内可出现具有特殊染色性的圆形或椭圆形的块状结构。

（二）免疫病理作用

（三）导致遗传物质改变

1. 整合感染

2. 细胞转化

3. 细胞凋亡

4. 染色体改变

第三节　抗病毒免疫

（一）非特异性免疫

1. 干扰素（IFN）　是机体在病毒或干扰素诱导剂作用下，由宿主细胞产生的一组具有高度活性、多种功能 的糖蛋白。具有广谱抗病毒活性，但不能直接作用与病毒，而是通过诱导宿主细胞产生多种抗病毒蛋白来抑制多种病毒的增殖。

2. NK 细胞

3. 单核吞噬细胞

（二）特异性免疫

模拟试题测试，提升应试能力

一、名词解释

1. 垂直传播　　2. 水平传播　　3. 潜伏性感染　　4. 慢性感染

5. 慢发病毒感染　　6. 包涵体　　7. 干扰素（IFN）

二、填空题

1. 病毒的持续性感染包括_____、_____和_____3 种，带状疱疹病毒可发生_____感染，而亚急性硬化性全脑炎则属于_____感染。

2. 病毒感染细胞后，可经_____作用使细胞发生转化而导致肿瘤。

三、选择题

1. 引起局部感染的病毒是（　　）

　　A. 乙脑病毒 　　　　　　　　　　B. 脊髓灰质炎病毒

　　C. 流感病毒 　　　　　　　　　　D. 麻疹病毒

　　E. 风疹病毒

2. 引起全身感染的病毒是（　　）

　　A. 呼吸道合胞病毒 　　　　　　　B. 人乳头瘤病毒

　　C. 流感病毒 　　　　　　　　　　D. 麻疹病毒

　　E. 鼻病毒

3. 有关病毒感染的描述正确的是（　　）

　　A. 病毒在个体间的相互传播为水平感染，主要经皮肤和黏膜传播

　　B. 病毒由母亲传给其子女的感染为垂直感染

　　C. 慢发病毒感染就是病毒的慢性感染

　　D. 病毒感染细胞造成的免疫病理损伤仅限于Ⅳ型变态反应

　　E. 以上均是

4. 经垂直感染导致畸胎的是（　　）

　　A. 乙脑病毒 　　　　　　　　　　B. 风疹病毒

　　C. 甲肝病毒 　　　　　　　　　　D. 流感病毒

　　E. 脊髓灰质炎病毒

5. 人类病毒垂直感染途径主要是经（　　）

　　A. 吸入 　　　　　　　　　　　　B. 乳汁

　　C. 胎盘或产道 　　　　　　　　　D. 生殖细胞

　　E. 直接接触

6. 下列病毒感染人体不能引起病毒血症的是（　　）

　　A. 流感病毒 　　　　　　　　　　B. 流行性乙型脑炎病毒

　　C. 脊髓灰质炎病毒 　　　　　　　D. 腮腺炎病毒

　　E. 麻疹病毒

7. 下列病毒哪种易发生潜伏感染（　　）

　　A. 风疹病毒 　　　　　　　　　　B. 水痘-带状疱疹病毒

　　C. 流感病毒 　　　　　　　　　　D. 乙型肝炎病毒

E. 狂犬病病毒

8. 慢发病毒感染的特点为（　　）

A. 潜伏期长

B. 病程为缓慢进行性

C. 一旦出现症状，则表现为进行性亚急性

D. 预后多为死亡

E. 以上均是

9. 能引起慢发病毒感染的是（　　）

A. 单纯疱疹病毒　　　　　　　　B. 狂犬病毒

C. 脊髓灰质炎病毒　　　　　　　D. 麻疹病毒

E. 流行性乙型脑炎病毒

10. 不属于持续感染的是（　　）

A. 隐性感染　　　　　　　　　　B. 携带者

C. 慢性感染　　　　　　　　　　D. 潜伏感染

E. 慢发病毒感染

11. 病毒的杀细胞效应是由下述哪项造成（　　）

A. 病毒感染引起机体的自身免疫反应

B. 病毒编码蛋白抑制宿主蛋白质的合成

C. 病毒编码蛋白抑制宿主核酸的复制

D. 受感染细胞崩解释放水解酶

E. 以上均是

12. 病毒的致病因素是（　　）

A. 内毒素　　　　　　　　　　　B. 外毒素

C. 侵袭性酶类　　　　　　　　　D. 表面结构

E. 以上都不是

13. 病毒感染宿主细胞后可出现（　　）

A. 细胞溶解死亡　　　　　　　　B. 细胞融合

C. 细胞的增生和转化　　　　　　D. 包涵体形成

E. 以上均可

14. 与宫颈癌发生关系最密切的病毒是（　　）

A. CMV　　　　　　　　　　　　B. EBV

C. HPV　　　　　　　　　　　　D. HIV

E. HBV

15. 内基小体（Negri 小体）可用于辅助诊断的疾病是（   ）

A. 腺病毒感染　　　　　　　　　B. 狂犬病

C. 乙型脑炎　　　　　　　　　　D. 单纯疱疹

E. 麻疹

16. 与鼻咽癌发生有关的病毒是（   ）

A. 麻疹病毒　　　　　　　　　　B. 风疹病毒

C. EB 病毒　　　　　　　　　　D. 单纯疱疹病毒

E. 腮腺炎病毒

17. 病毒中和抗体的主要作用是（   ）

A. 阻止病毒吸附　　　　　　　　B. 阻止病毒脱壳

C. 阻止病毒的生物合成　　　　　D. 阻止病毒释放

E. 抑制病毒复制

18. 关于干扰素叙述正确的是（   ）

A. 是单纯蛋白质

B. 对病毒作用有特异性

C. 不同细胞产生同类型干扰素

D. 病毒和诱生剂均可诱导细胞产生

E. 以上均是

19. 干扰素的抗病毒机制是（   ）

A. 与病毒结合，消除其感染性　　B. 阻止病毒吸附

C. 诱导细胞产生抗病毒蛋　　　　D. 直接干扰病毒 mRNA 的转译

E. 抑制病毒释放

20. 扰素的本质是（   ）

A. 一种补体

B. 抗病毒抗体

C. 细胞感染病毒后产生的糖蛋白

D. 邻近宿主细胞产生的抗病毒蛋白

E. 抗病毒的化学制剂

四、简答题

1. 病毒侵入机体在宿主体内的播散方式有哪些？

2. 简述病毒感染的途径与类型。

第二十六章

病毒感染的检查方法与防治原则

学习内容提炼，涵盖重点考点

第一节　病毒感染的检查方法

＊（一）标本的采集与送检

1. 标本来源　应根据病毒的嗜组织性，急性期采集不同部位的标本，如脑脊液、血液、鼻咽分泌物、粪便、病变组织或脱落细胞等。

2. 采集时间　应在病程初期或急性期早期采集。

3. 标本处理　应加抗生素抗菌处理，并做到无菌操作。

4. 标本保存　应冷藏或置于50%甘油盐水中立即送检，或置于-70℃低温保存。

5. 采集次数　欲检查病毒抗体，应分别取早期和恢复期双份血清，以检查抗体效价的变化。

（二）显微镜形态检查

（三）分离培养

1. 组织细胞培养

2. 鸡胚接种

3. 动物接种

（四）病毒感染的血清学检查

（五）病毒核酸的检测

第二节　病毒感染的防治原则

（一）病毒感染的预防

1. 人工主动免疫　减毒活疫苗、灭活疫苗、亚单位疫苗、多肽疫苗及基因工程疫苗。

2. 人工被动免疫　胎盘球蛋白、丙种球蛋白、转移因子等。

（二）病毒感染的治疗

1. 药物治疗　①核苷类药物；②蛋白酶抑制剂；③天然药物。

2. 免疫治疗

3. 基因治疗

模拟试题测试，提升应试能力

一、选择题

1. 鉴定病毒最常用的方法是（　　）

A. 电镜检查　　　　　B. 动物接种　　　　　C. 细胞培养

D. 鸡胚接种　　　　　E. 血清学鉴定

2. 分离脊髓灰质炎病毒应取（　　）

A. 鼻咽洗漱液　　　　B. 血液　　　　　　　C. 尿液

D. 粪便　　　　　　　E. 脑脊液

3. 不适用于病毒感染快速诊断的是（　　）

A. 免疫电镜检查　　　B. 免疫荧光技术　　　C. 酶联免疫技术

D. 组织培养分离病毒　E. 反向间接血凝技术

4. 应用减毒活疫苗预防最有成效的疾病是（　　）

A. 流感　　　　　　　B. 流行性腮腺炎　　　C. 狂犬病

D. 风疹　　　　　　　E. 脊髓灰质炎

5. 预防病毒感染最有效的方法是（　　）

A. 免疫血清　　　　　B. McAb　　　　　　　C. 化学药物

D. 减毒活疫苗　　　　E. 干扰素

二、简答题

1. 采集病毒标本时有哪些注意事项？

2. 简述病毒性感染的防治原则。

第二十七章

呼吸道病毒

学习内容提炼，涵盖重点考点

呼吸道病毒指通过呼吸道感染、引起呼吸道局部或全身感染的病毒。应掌握流感病毒的生物学特性，变异与流行的关系；麻疹病毒的致病性、与SSPE 的关系及特异性预防；SARS 病毒的传播途径。熟悉常见的呼吸道病毒的种类；风疹病毒感染与胎儿先天畸形的关系。了解腮腺炎病毒、呼吸道合胞病毒。

第一节　流行性感冒病毒

（一）生物学性状

1. 形态与结构

（1）核衣壳

1）由核蛋白（NP，即衣壳）缠绕着单股负链的 RNA 组成核衣壳，呈螺旋对称排列。

2）甲乙型流感病毒核酸有 8 个节段。

3）NP 是主要的结构蛋白，抗原结构稳定，与 M 蛋白一起决定病毒的型特异性，很少发生变异，其抗体无中和病毒的能力。

（2）包膜：由内层基质蛋白（MP）和外层脂蛋白（LP）组成。其作用为：维持病毒外形和完整性。

内层→MP 蛋白抗原：结构较稳定，呈型特异性，其抗体无中和病毒的能力。

外层→刺突：血凝素（HA）和神经氨酸酶（NA）。

2. 分型与变异

（1）根据 NP 和 MP 的抗原性不同，可将流感病毒分为甲、乙、丙三型。

（2）HA 和 NA 的抗原结构很不稳定，易发生变异，是划分甲型流感病毒亚型的主要依据。

1）抗原性漂移：由于基因组自发突变所引起的变异，变异幅度小，HA 和 NA 氨基酸的变异率小于 1%，属量变异，仅引起中小型流行。

2）抗原性转变：由于基因重组引起的变异，变异幅度大，HA 氨基酸的变异率为 20% ~ 50%，属质变异，因人群对新亚型缺乏免疫力而多发生大流行。

3. 培养特性

（1）细胞培养

（2）动物接种

（3）鸡胚培养：羊膜腔、尿囊腔。

4. 抵抗力

流感病毒的抵抗力较弱。

（二）致病性和免疫性

1. 致病性　流感病毒抗原易变异，传播迅速，是引起流行性感冒的主要病毒。丙型流感病毒只感染人类。

2. 免疫性　机体可形成特异性免疫应答。呼吸道黏膜局部分泌的 sIgA 抗体有阻断病毒感染的保护作用，但只能短暂存在几个月。血清中抗 HA 特异性抗体为中和抗体，有抗病毒感染、减轻病情的作用，可持续数月至数年。

（三）实验室检查

在流感爆发流行时，根据典型症状即可做出临床诊断。

（四）防治原则

早期发现并及时隔离、治疗患者，免疫接种是最有效的预防方法。治疗尚无特效疗法、主要是对症治疗和预防继发细菌感染。

第二节　麻疹病毒

（1）麻疹病毒为单股负链 RNA 型，有包膜的球形病毒。

（2）包膜刺突有血凝素和融合因子（F 蛋白）。

（3）抗原性较稳定，只有一个血清型。

（4）麻疹病毒的唯一自然储存宿主为人，主要通过飞沫传播，感染性极强，好发于6个月至5岁的婴幼儿童，易感者接触后几乎全都发病。

（5）柯氏斑可作为早期临床诊断的依据，形成两次病毒血症。

（6）预防接种可用麻疹减毒活疫苗。

第三节　腮腺炎病毒

（1）主要引起腮腺肿胀、疼痛为主要症状的流行性腮腺炎。

（2）腮腺炎病毒只有一个血清型。

（3）人是腮腺炎病毒的唯一储存宿主，主要通过飞沫传播。

（4）病后可获得持久免疫。

（5）预防采用MMR三联疫苗或单价减毒活疫苗。

第四节　风 疹 病 毒

（1）风疹病毒只有一个血清型，人是其唯一自然宿主。

（2）经呼吸道传播，主要表现为发热、麻疹样出疹，伴耳后和枕下淋巴结肿大。

（3）病毒可垂直感染胎儿，导致胎儿畸形或先天性风疹综合征。

（4）预防采用风疹减毒活疫苗或MMR三联疫苗。

第五节　冠 状 病 毒

（1）冠状病毒引起10%～30%普通感冒及咽喉炎，冬春季为流行高峰。

（2）一种变异的新的冠状病毒，称SARS冠状病毒，感染后能引起一种具有明显传染性的、以急性肺部损伤为主的新的呼吸道急性传染病，WHO将其命名为严重急性呼吸综合征（SARS）。2003年4月，我国将此病正式列入法定传染病，称传染性非典型肺炎。

（3）SARS的防治原则：采用综合性措施，早发现，早报告，早隔离，早诊断，早治疗。目前尚无特效药物，以综合治疗为主。

模拟试题测试，提升应试能力

一、名词解释

1. 抗原性转变　　2. 抗原性漂移　　3. 血凝素（HA）　　4. 神经氨酸酶（NA）

二、填空题

1. 呼吸道病毒包括_____、_____、_____、_____、_____等。

2. 流感病毒根据抗原的不同，可分为_____、_____、_____ 3型。

3. 决定流感病毒亚型的特异性抗原是_____和_____。

三、选择题

1. 为呼吸道病毒的一组是（　　）

A. 流感病毒、痘类病毒、腺病毒、腮腺炎病毒

B. 流感病毒、麻疹病毒、腮腺炎病毒、出血热病毒

C. 流感病毒、麻疹病毒、鼻病毒、风疹病毒、腺病毒

D. 冠状病毒、柯萨奇病毒、鼻病毒

E. 副流感病毒、呼吸道合胞病毒、脊髓灰质炎病毒

2. 流感病毒分型的依据是（　　）

A. 膜蛋白　　　　　　　B. 核蛋白　　　　　　C. 血凝素

D. 神经氨酸酶　　　　　E. P 蛋白

3. 甲型流感病毒区分亚型的依据是（　　）

A. 形态结构　　　　　　B. 宿主细胞　　　　　C. 血凝素和神经氨酸酶

D. 核酸　　　　　　　　E. 所致疾病的临床特征

4. 最易发生变异的病原微生物是（　　）

A. 埃可病毒　　　　　　B. 流感病毒　　　　　C. 乙型肝炎病毒

D. 钩端螺旋体　　　　　E. 肺炎支原体

5. 流感病毒最易变异的结构是（　　）

A. 甲型流感病毒的 HA　　B. 乙型流感病毒的 HA　C. 核蛋白

D. 膜蛋白　　　　　　　E. P 蛋白

6. 造成流感世界性大流行的原因是（　　）

A. 流感病毒型别多，毒力强

B. 流感病毒抗原性弱，免疫力不强

C. HA 和 NA 之间易发生基因重组

D. 甲型流感病毒易形成新的亚型

E. 流感病毒抗原结构复杂

7. 下列病毒感染中以隐性感染居多的是（　　　）

A. 甲型肝炎 　　　　　　B. 天花 　　　　　　C. 麻疹

D. 流感 　　　　　　　　E. 狂犬病

8. 流行性感冒的病原体是（　　　）

A. 流行性感冒杆菌 　　　B. 流感病毒 　　　　C. 副流感病毒

D. 呼吸道合胞病毒 　　　E. 鼻病毒

9. 抗原型别最多的呼吸道病毒是（　　　）

A. 腺病毒 　　　　　　　B. 流感病毒 　　　　C. 副流感病毒

D. 麻疹病毒 　　　　　　E. 鼻病毒

10. 病后不能获得牢固免疫力的疾病是（　　　）

A. 脊髓灰质炎 　　　　　B. 麻疹 　　　　　　C. 流感

D. 天花 　　　　　　　　E. 流行性乙型脑炎

11. 不能引起病毒血症的病毒是（　　　）

A. 流行性乙型脑炎病毒 　B. 甲型肝炎病毒 　　C. 脊髓灰质炎病毒

D. 流感病毒 　　　　　　E. 麻疹病毒

12. 孕妇受哪种病毒感染最易导致胎儿畸形（　　　）

A. 流感病毒 　　　　　　B. 脊髓灰质炎病毒 　C. 腮腺炎病毒

D. 麻疹病毒 　　　　　　E. 风疹病毒

13. 从流感患者的咽漱液中分离流感病毒最好接种于（　　　）

A. 人胚肾细胞 　　　　　B. 人胚羊膜细胞 　　C. 鸡胚羊膜腔

D. 鸡胚尿囊腔 　　　　　E. 猴肾细胞

14. 用流感病毒活疫苗鼻腔喷雾法免疫机体后产生的特异性抗体是
（　　　）

A. IgG 　　　　　　　　B. IgM 　　　　　　C. slgA

D. IgD 　　　　　　　　E. IgE

15. 可引起全身感染的呼吸道病毒是（　　　）

A. 流感病毒 　　　　　　B. 麻疹病毒 　　　　C. 鼻病毒

D. 副流感病毒 　　　　　E. 呼吸道合胞病毒

16. 可使感染细胞发生融合的病毒是 （　　　）

A. 鼻病毒　　　　　　　　B. 腺病毒　　　　　　C. 麻疹病毒

D. 流感病毒　　　　　　　E. 埃可病毒

17. 关于麻疹病毒叙述错误的是 （　　　）

A. RNA 病毒　　　　　　　B. 传染性很强

C. 通过呼吸道传播　　　　D. 与 SSPE 发病无关

E. 恢复后可获得持久免疫力

18. 亚急性硬化性全脑炎（SSPE）是一种由 （　　　）

A. 疱疹病毒引起的隐性感染

B. 麻疹病毒引起的持续感染

C. 脊髓灰质炎病毒引起的亚急性感染

D. 流行性乙型脑炎病毒引起的急性感染

E. 狂犬病病毒引起的慢性感染

19. 6 个月内婴儿不易患麻疹，其免疫力获得的主要方式是 （　　　）

A. 隐性感染　　　　　　　B. 人工自动免疫　　　C. 人工被动免疫

D. 自然自动免疫　　　　　E. 自然被动免疫

20. 预防麻疹流行的最好办法是 （　　　）

A. 注射胎盘球蛋　　　　　B. 注射丙种球蛋白　　C. 注射恢复期病人血清

D. 注射成人全血　　　　　E. 接种麻疹疫苗

21. 麻疹疫苗的接种对象为 （　　　）

A. 新生儿　　　　　　　　B. 2 月龄婴儿　　　　C. 4 月龄婴儿

D. 8 月龄婴儿　　　　　　E. 1 周岁婴儿

22. 流行性腮腺炎的常见并发症是 （　　　）

A. 脑膜炎　　　　　　　　B. 肺炎　　　　　　　C. 肝炎

D. 胸膜炎　　　　　　　　E. 睾丸炎或卵巢炎

23. 抗原仅有一个血清型的病毒是 （　　　）

A. 流感病毒　　　　　　　B. 副流感病毒　　　　C. 腺病毒

D. 腮腺炎病毒　　　　　　E. 鼻病毒

四、简答题

1. 流感病毒易导致流感流行的原因是什么？

2. 简述 SARS 的预防原则。

第二十八章

肠 道 病 毒

学习内容提炼，涵盖重点考点

肠道病毒是指通过粪-口途径传播，引起消化道及其他组织器官病变的一大类病毒。人类肠道病毒包括：脊髓灰质炎病毒、柯萨奇病毒、埃可病毒、新肠道病毒及轮状病毒等。

肠道病毒的共同特点：

（1）球形，衣壳为 20 面体立体对称，无包膜。

（2）核酸类型为单链 RNA。

（3）耐乙醚和酸，pH3 时稳定；不耐热。

（4）增殖时是在宿主细胞质内复制，以破胞形式释放。

（5）粪-口途径传播，多为隐性感染。

第一节　脊髓灰质炎病毒

脊髓灰质炎病毒引起脊髓灰质炎又称为小儿麻痹症，是一种危害中枢神经系统的传染病。多数儿童感染后为隐性感染。抵抗力较强，在粪便及污水中可存活数周，在酸性环境中较稳定，对胃酸及胆汁抵抗力较强。但对热、干燥、紫外线等均敏感。56℃经 30min 可灭活。

传播途径：经粪-口途径感染；传染源：患者及无症状的隐性感染者。易感者：儿童。致病特点：病毒经两次病毒血症。

防治措施：口服减毒活疫苗。我国现采用 3 次口服 3 价糖丸活疫苗进行免疫。减毒活疫苗的缺点是有极少数人（免疫缺陷个体）用后产生疫苗相关麻痹性脊髓灰质炎。

第二节　柯萨奇病毒与埃可病毒

柯萨奇病毒与脊髓灰质炎相似，以隐性感染多见，主要引起爆发性性脑膜炎、疱疹性咽峡炎、急性心肌炎及心包膜炎、手足口病、普通感冒等。

埃可病毒与无菌脑膜炎、婴儿腹泻、儿童皮疹等多种疾病有关。尚无特殊疗法。

第三节　轮 状 病 毒

轮状病毒是引起婴幼儿腹泻最主要的病原体之一。病毒颗粒为球形，双链 RNA 病毒，外壳辐射呈车轮状。抵抗力较强，在粪便中可存活数日到数周，耐酸、耐碱、耐乙醚。55℃加热 30min 可灭活。

主要经粪-口途径传播。

A 组轮状病毒易引起婴幼儿急性肠胃炎。发病急，临床表现为水样腹泻，发热、呼吸道感染等症状。B 组轮状病毒引起成人和大龄儿童腹泻，类似霍乱。

目前尚无有效的治疗药物，主要采取对症治疗。

模拟试题测试，提升应试能力

一、选择题

1. 下列不属于肠道病毒的是（　　）

A. ECHO 病毒　　B. 柯萨奇病毒　　C. 脊髓灰质炎病毒

D. 新型肠道病毒 70 型　　E. 鼻病毒

2. 脊髓灰质炎病毒的传播方式是（　　）

A. 经呼吸道传播　　B. 经消化道传播　　C. 经昆虫叮咬传播

D. 经血液传播　　E. 经皮肤接触传播

3. 经粪-口途径感染，主要侵害神经系统的病毒是（　　）

A. 甲型肝炎病毒　　B. 麻疹病毒　　C. 流感病毒

D. 脊髓灰质炎病毒　　E. 狂犬病病毒

4. 脊髓灰质炎病毒主要引起下列哪种感染 （　　　）

A. 延髓麻痹型感染　　　　B. 潜伏感染　　　　C. 隐性或轻症感染

D. 慢性感染　　　　　　　E. 迁延型感染

5. 脊髓灰质炎病人具有传染性的排泄物是 （　　　）

A. 尿液　　　　　　　　　B. 唾液　　　　　　　C. 粪便

D. 鼻咽分泌物　　　　　　E. 血液

6. 脊髓灰质炎最主要的预防方法是 （　　　）

A. 隔离患者　　　　　　　B. 应用减毒活疫苗　　C. 保护水源

D. 加强饮食卫生　　　　　E. 消毒排泄物

7. 口服脊髓灰质炎减毒活疫苗注意事项错误的是 （　　　）

A. 注意疫苗是否失效

B. 为避免其他肠道病毒干扰，宜在冬季服用

C. 疫苗在运输途中要注意冷藏

D. 用热开水或母乳送服

E. 2 月龄开始连服 3 次，每次间隔 1 个月

8. 引起婴幼儿腹泻最常见的病原体是 （　　　）

A. 轮状病毒　　　　　　　B. 埃可病毒　　　　　C. 柯萨奇病毒

D. 腺病毒　　　　　　　　E. 风疹病毒

9. 下列哪项是轮状病毒的特点 （　　　）

A. 属小 RNA 病毒科　　　B. 除引起腹泻外还可引起呼吸道感染

C. 具有双层衣壳　　　　　D. 有 100 余种血清型

E. 核酸类型为单链正股 RNA

10. 肠道病毒中引起疱疹性咽峡炎的是 （　　　）

A. 脊髓灰质炎病毒　　　　B. 柯萨奇病毒　　　　C. 轮状病毒 A 组

D. 埃可病毒　　　　　　　E. 轮状病毒 B 组

二、简答题

1. 肠道病毒的共同特征是什么？

2. 脊髓灰质炎病毒的致病性与免疫性及其防治原则？

3. 轮状病毒的致病性？

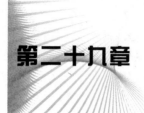

第二十九章

肝 炎 病 毒

学习内容提炼，涵盖重点考点

第一节 甲型肝炎病毒

（一）生物学特性

甲肝病毒属小 RNA 病毒科，直径 27nm，无包膜，呈 20 面立体对称，外面为一独立外壳，内含一个单链 RNA 分子。比肠道病毒耐热，60℃ 1h 不被灭活，100℃ 5min 可被灭活。对乙醚、酸处理（pH3）有抵抗力。用氯、紫外线、福尔马林处理均可破坏其传染性。抗原性：只有一个血清型，抗原性稳定；动物模型：黑猩猩、狨猴；细胞培养：可在人与猴肝、肾细胞内增殖。

（二）致病性与免疫性

1. 传染源 为甲肝患者和隐性感染者。

2. 传播途径 粪-口途径，通过污染的水源、食物、海产品、食具等传播。

HAV 只存在单一的抗原抗体系统，即 HAVAg 和抗-HAV，无论显性感染还是隐性感染均能诱生出高效价抗-HAV，抗-HAVIgM 阳性是甲肝的确诊依据。

（三）实验室检查

1. 病原检查 直接检测抗原或用分子生物学方法检测病毒 RNA。

2. 免疫检查 感染早期可检测血清中的抗-HAV IgM；流行病学调查可检测抗-HAV IgG；对已接种甲肝疫苗者检测抗-HAV 抗体。

（四）防治原则

1. 控制传染源 隔离治疗急性期病人，所有废弃物及日常用水均需严格消毒。

2. 切断传播途径 养成良好的卫生饮食习惯。

接种甲型肝炎疫苗，被动免疫可用丙种球蛋白。

第二节 乙型肝炎病毒

HBV 在世界范围内传播，估计全世界乙型肝炎患者及无症状 HBV 携带者有 3.5 亿之多，我国约 1.2 亿。乙型肝炎转为慢性的多，部分发展为肝硬化、肝癌；无症状携带者多，传染源难以控制。慢性 HBV 感染与原发性肝癌发生密切相关。

（一）生物学性状

乙型肝炎患者的血清中可见到大球形颗粒、小球形颗粒、管形颗粒三种形态不同的颗粒。

1. 大球形颗粒（Dane 颗粒） 是 HBV 完整颗粒，具有感染性。核心：DNA 和 DNA 多聚酶。双层衣壳：内衣壳含核心抗原，外衣壳含表面抗原。

2. 小球形颗粒 是病毒在装配过程中过剩的外衣壳，其表面含有 HBV 表面抗原，是不完整的病毒颗粒，不具传染性。

3. 管形颗粒 由小球形颗粒串联而成。

HBV 的抗原组成：

1. 表面抗原（HBsAg） 存在于三种颗粒表面，是 HBV 感染的主要指标，刺激机体产生特异性的中和抗体（抗-HBs），具有防御 HBV 感染的作用。

2. e 抗原（HBeAg） 仅存在于 Dane 颗粒中，游离存在于血液中，是病毒复制及强传染性的指标。刺激机体产生抗-HBe，是预后良好的征象。

3. 核心抗原（HBcAg） 仅存在于 Dane 颗粒的内衣壳上，在血液中不易检出，可在感染的肝细胞表面存在。HBcAg 刺激机体产生抗-HBc，为非保护性抗体，抗-HBc 阳性是 HBV 在体内复制的重要指标。

4. Pre-S_1 和 Pre-S_2 乙肝病毒抵抗力：抵抗力强于 HAV，对低温、干燥、紫外线耐受，不被 70% 乙醇灭活。100℃ 10min、高压灭菌、环氧乙烷、0.5% 过氧乙酸、3% 漂白粉液可使之灭活。

（二）致病性与免疫性

传染源是患者或 HBsAg 携带者。传播途径：血液传播；母婴传播；性传播及密切接触传播。

致病机制：

（1）细胞介导的免疫病理损伤。

（2）免疫复合物引起的病理损伤。

（3）自身免疫反应引起的病理损伤。

（4）免疫耐受与慢性肝炎。

（三）实验室检查

常检测乙肝五项及 HBV DNA 来进行诊断。乙肝五项结果分析见表 29-1。

表 29-1 乙肝病毒抗原、抗体检测结果分析

HBsAg	抗-HBs	HBeAg	抗-Hbe	抗-HBc	结果分析
+	−	−	−	−	HBV 感染或无症状携带者
+	−	+	−	−	急、慢性乙型肝炎，或无症状携带者
+	−	+	−	+	急性乙型肝炎（"大三阳"，传染性强）
+	−	−	+	+	急性感染趋向恢复（"小三阳"）
−	+	−	+	+	既往感染恢复期
−	+	−	+	−	既往感染恢复期
−	−	−	−	−	既往感染或"窗口期"
−	+	−	−	−	既往感染或接种过疫苗

（四）防治原则

控制传染源，切断传播途径：严格筛选献血人员，可降低乙肝发生率；严格消毒措施，输血及手术器械严格消毒，病人的排泄物、用具彻底消毒。

人工自动免疫：接种乙型肝炎疫苗（血源性、基因工程）；人工被动免疫：高效价人血清球蛋白。

第三节 丙型肝炎病毒

HCV 呈球形，是有包膜的单股正链 RNA 病毒。属于黄病毒科丙型肝炎病毒属。传播途径与 HBV 相似，是引起输血后慢性肝炎和肝硬化的主要原因。临床以无症状 HCV 携带者和慢性丙肝者多见。易感人群感染 HCV 后，有 40%~50% 患者可转为慢性肝炎。乙肝患者容易重叠 HCV 感染。病后免疫力不牢固。

实验室检查：检查病毒 RNA；ELISA 检测抗-HCV。

HCV 免疫原性不强，且易变异，故目前尚无可用疫苗。

第四节　其他肝炎病毒

（一）丁型肝炎病毒（HDV）

HDV 是一种缺陷病毒，必须在 HBV 或其他嗜肝 DNA 病毒的辅助下才能复制。HDV 定位于肝细胞核内，在血液中由 HBsAg 包被，形成 35～37nm 球形颗粒，核心是单负链环状 RNA。只能感染 HBsAg 阳性的病人。丁型肝炎的传染源及传播途径与 HBV 相似。HDV 有两种感染方式：一种是联合感染，即机体同时感染 HBV 和 HDV；另一种是重叠感染，即先感染 HBV，在其基础上再感染 HDV。乙肝病毒携带者感染 HDV 后，会使病情加重，且病死率高。病原学检查：检测 HDAg、抗-HDV 或 HDV-RNA，持续高滴度 IgG 型抗-HDV 是慢性丁肝感染的重要血清学标志。

（二）戊型肝炎病毒（HEV）

HEV 呈球形，无包膜，直径 32～34nm，核酸是单正链 RNA，具有肠道病毒特征。HEV 的传染源为患者，主要为粪-口途径传播，病毒复制后由胆汁经粪便排出体外。致病机制为 HEV 对肝细胞的直接损伤及免疫病理作用，临床表现为急性戊型肝炎，不发展为慢性肝炎。孕妇感染常导致流产。实验室检查：ELISA 等方法检测抗-HEV IgM 或 PCR 等方法检测 HEV RNA。传播途径及防治原则与 HAV 相似。

（三）庚型肝炎病毒（HGV）

HGV 核酸为单正链 RNA。传播方式：输血、血制品注射；母婴传播等。常与 HBV 或 HCV 合并感染。HGV 单独感染肝脏损伤较轻，症状不明显。实验室检查：用 PCR 法测 HGV RNA 进行诊断。目前尚无疫苗。

（四）TT 病毒（TTV）

TTV 是一种新型肝炎相关病毒，呈球形，无包膜，核酸为单负链环状 DNA。与输血后肝炎相关。传播方式多途径，主要是通过输血或血制品传播，其致病机制目前尚不明确。无特异性防治方法。

模拟试题测试，提升应试能力

一、名词解释

1. Dane 颗粒　　2. e 抗原　　3. HBsAg　　4. HDV

二、选择题

1. 甲型肝炎病毒的传播途径主要是 （　　）

　　A. 呼吸道 　　　　　　　　B. 经产道感染 　　　C. 粪-口途径

　　D. 输血注射 　　　　　　　E. 经节肢动物传播

2. 大球形颗粒指的是 （　　）

　　A. HEV 颗粒 　　　　　　　B. HDV 颗粒 　　　　C. HCV 颗粒

　　D. HBV 颗粒 　　　　　　　E. HAV 颗粒

3. 乙型肝炎病毒的主要传播途径是 （　　）

　　A. 输血和注射 　　　　　　B. 性接触 　　　　　C. 消化道

　　D. 子宫内 　　　　　　　　E. 节肢动物叮咬

4. 对血清 HBsAg （+）、抗-HBc （+） 和 HBeAg （+） 的解释错误的是 （　　）

　　A. 急性乙型肝炎 　　　　　　　　　B. 血清有强传染性

　　C. 急性或慢性乙型肝炎 　　　　　　D. 无症状抗原携带者

　　E. 慢性乙型肝炎

5. 患者血清中检测出高滴度的抗-HBc，表示 （　　）

　　A. HBV 已经清除 　　　　　　　　　B. 乙型肝炎已经痊愈

　　C. HBV 感染但无传染性 　　　　　　D. HBV 携带者

　　E. HBV 在体内复制

6. 乙肝五项检查结果仅抗 HBs 阳性，表示 （　　）

　　A. 已经转变为慢性肝炎

　　B. 乙肝携带者

　　C. HBV 正在复制

　　D. 乙型肝炎恢复或疫苗接种后获得免疫力

　　E. 血清具有传染性

7. HBV 表面抗原检测方法中最敏感的是 （　　）

　　A. 反向间接血凝试验 　　　B. 琼脂扩散试验 　　　C. 补体结合试验

　　D. ELISA 　　　　　　　　　E. 对流免疫电泳

8. HBV 抗原在血液中不易被检测到的是 （　　）

　　A. pre-S_1 　　　　　　　　B. pre-S_2 　　　　　　C. HbeAg

　　D. HbsAg 　　　　　　　　　E. HbcAg

9. 有高度传染性的乙型肝炎的血液中含有 （　　）

A. 抗-HBe、抗-HBs、抗-HBc 　　　　B. HBsAg、抗-HBe、抗-HBc

C. HBsAg、抗-HBs、HBeAg 　　　　D. HBsAg、HBcAg、HbeAg

E. HBsAg、抗-HBc、HBeAg

10. 下列哪项可以有效紧急预防乙型肝炎（　　　）

A. 抗-HBV 的 Ig 　　　　B. 乙肝疫苗 　　　　C. 丙种球蛋白

D. 胎盘球蛋白 　　　　E. 人血清蛋白

11. 预防乙肝最有效的措施是（　　　）

A. 避免与乙型肝炎患者接触 　　　　B. 注射乙肝疫苗

C. 注射丙种球蛋白 　　　　D. 消毒患者的血液和分泌物

E. 避免使用公用剃须刀

12. 最常引起输血后肝炎的是下列哪项（　　　）

A. HAV 　　　　B. HBV 　　　　C. HCV

D. HDV 　　　　E. HEV

13. 下列属于缺陷病毒的是（　　　）

A. HAV 　　　　B. HBV 　　　　C. HCV

D. HDV 　　　　E. HEV

14. 下面对 HAV 的叙述正确是（　　　）

A. 核衣壳呈 20 面体立体对称性，有包膜

B. 至今不能进行细胞培养

C. 抗原性稳定，仅发现一个血清型

D. 无易感动物

E. 基因组为单股负链 RNA

15. 主要检测下列哪项来诊断急性甲型肝炎（　　　）

A. HAV-IgM 抗体 　　　　B. HAV 病毒包涵体 　　C. HAV 病毒颗粒

D. HAV-IgG 抗体 　　　　E. 细胞病变

16. 甲型肝炎的预防不包括下列哪项（　　　）

A. 注射减毒活疫苗 　　　　B. 加强食品卫生检查　C. 消灭蚊虫

D. 加强粪便管理，保护水源 　　E. 注射丙种球蛋白

17. HBV 的病毒体是（　　　）

A. Dane 颗粒 　　　　B. 小球形颗粒 　　　　C. 管形颗粒

D. HBsAg 　　　　E. HBcAg

18. 下列物质中具有感染性的是哪个（　　　）

A. Dane 颗粒   B. 小球形颗粒   C. 管形颗粒

D. HBsAg   E. HBcAb

19. HBV 感染的主要标志是 （　　　）

A. HBsAg   B. HBeAg   C. HBcAg

D. 抗-HBs   E. 抗-HBe

20. 关于 HBsAg 叙述错误的是 （　　　）

A. 存在于三种颗粒的表面   B. 可刺激机体产生抗体

C. 仅 1 个型别   D. 化学成分为糖蛋白

E. 是制备疫苗的主要成分

21. 关于 HBcAg 的叙述错误的是 （　　　）

A. 存在于 Dane 颗粒的核心   B. 相应抗体具有免疫保护作用

C. 在血循环中不易查到   D. 免疫原性强

E. 也可表达于受感染的肝细胞表面

22. HBV 的主要传播途径是 （　　　）

A. 呼吸道   B. 日常生活接触

C. 血液、性接触、垂直传播   D. 粪-口途径

E. 媒介昆虫叮咬

23. 对 HBV 的致病机理叙述错误的是 （　　　）

A. 使肝细胞表面抗原改变引起自身免疫应答

B. 效应 T 细胞可杀伤带 HBV 抗原的肝细胞

C. HBV 在肝细胞内增殖可直接损伤肝细胞

D. 免疫复合物可引起免疫病理损伤

E. HBsAg 引起的 I 型超敏反应

24. 孕妇感染后死亡率最高的是 （　　　）

A. HAV   B. HBV   C. HCV

D. HDV   E. HEV

25. HEV 和 HAV 的不同之处是 （　　　）

A. 感染者多为成人   B. 隐性感染多   C. 一般不形成慢性

D. 粪-口途径传播   E. 潜伏期末至急性期初粪便排病毒多

三、简答题

1. 肝炎病毒的主要种类及其传播途径？

2. 乙肝五项检测的临床意义？

第三十章

虫媒病毒

学习内容提炼，涵盖重点考点

虫媒病毒，也称为节肢动物媒介病毒，是指在节肢动物体内增殖，并通过吸血的节肢动物叮咬易感动物而传播的一大类病毒。在我国流行的虫媒病毒主要有：流行性乙型脑炎病毒、登革病毒、森林脑炎病毒及新疆出血热病毒等。

虫媒病毒的共同特征：

（1）小球形，有包膜，单股正链 RNA，在细胞质内增殖。

（2）对酸、热及脂溶剂敏感。

（3）节肢动物既是病毒的传播媒介，又是其储存宿主。

（4）致病有季节性和地区性。

第一节 流行性乙型脑炎病毒

亦称日本脑炎病毒，是通过蚊虫叮咬进行传播，引起疾病为流行性乙型脑炎（简称乙脑）。乙脑在夏秋季流行，多见于十岁以下儿童。抗原性稳定，只发现一种血清型。

乙脑病毒呈球形，直径 35～50nm，有包膜。表面有膜糖蛋白 E（即病毒血凝素）和膜蛋白 M。乳鼠是该病毒最敏感动物。

乙脑病毒主要传播媒介是蚊，幼猪是重要的传染源，动物被病毒感染被蚊虫叮咬使蚊虫由此带病毒，再叮咬易感动物，引起动物感染。形成蚊→动物→蚊的循环。蚊虫可携带病毒越冬，经卵传代，所以蚊虫既是传播媒介，又是长期储存宿主。人普遍易感，但多表现为隐性感染。带病毒的蚊叮咬人，病毒进入人体，出现两次病毒血症。少数患者，如血脑屏障发育不完善或免疫功能低下，乙脑病毒可通过血脑屏障，侵入脑组织大量增殖，造成脑膜及脑实质的炎症，患者表现为高热、头痛、惊厥、昏迷等症状。病死率高，并可留下痴呆、偏瘫、智力减退及失语等后遗症。病后机体获得牢固免疫力。

防蚊和灭蚊是预防乙脑的关键，接种乙脑疫苗是预防乙脑的重要环节。

第二节　登革病毒和森林脑炎病毒

（一）登革病毒

属黄病毒科黄病毒属病毒，核酸为单股正链 RNA，有 4 个血清型，是登革热的病原体。蚊虫叮咬为主要传播途径，好发于夏秋季，以发热、头痛、淋巴结肿大、肌肉和关节疼痛为主要临床表现。所致疾病：登革热、登革出血热、登革休克综合征。病后免疫力弱，可再次感染。

防蚊灭蚊和防止蚊虫叮咬是有效预防方法。登革病毒疫苗的研制尚未成功。

（二）森林脑炎病毒

森林脑炎病毒核酸为单股正链 RNA，有 1 个血清型，是森林脑炎的病原体。好发于春夏季，蜱是其传播媒介，多见于我国东北和西北森林地区。森林脑炎主要侵犯中枢神经系统，以高热、昏睡、头痛等神经症状为临床表现。感染后获持久免疫力。预防方法：防蜱灭蜱，给疫区人员接种灭活疫苗。

模拟试题测试，提升应试能力

一、名词解释

1. 人畜共患病　　2. 虫媒病毒　　3. 乙脑　　4. 登革热

二、选择题

1. 流行性乙型脑炎好发季节是（　　）

A. 春季　　　　　　　B. 夏季　　　　　　　C. 夏秋季

D. 秋季　　　　　　　E. 冬末春初

2. 流脑的主要传染源是（　　）

A. 乙脑患者　　　　　B. 家畜（特别是幼猪）　　C. 节肢动物

D. 野生动物　　　　　E. 家禽

3. 乙脑病毒的传播媒介是下列哪种（　　）

A. 蚊   B. 虱   C. 蚤

D. 蜱   E. 螨

4. 下列哪种病毒是通过蚊叮咬传播的 （　　　）

A. 乙脑病毒   B. 汉坦病毒   C. 新疆出血热病毒

D. 森林脑炎病毒   E. 狂犬病病毒

5. 流行性乙型脑炎的传播方式是 （　　　）

A. 吸入含病毒的尘埃   B. 昆虫粪便进入伤口   C. 输血注射

D. 食入病毒污染的食品   E. 蚊叮咬

6. 下列属于虫媒病毒的是 （　　　）

A. 柯萨奇病毒   B. 鼻病毒   C. 登革热病毒

D. 轮状病毒   E. 腺病毒

7. 森林脑炎的传播媒介是 （　　　）

A. 蚊   B. 蜱   C. 白蛉

D. 螨   E. 蝇

8. 蚊在乙脑的流行环节中是 （　　　）

A. 传染源   B. 传播媒介和储存宿主   C. 储存宿主

D. 中间宿主   E. 传染源和储存宿主

9. 蚊能够成为乙脑病毒长期储存宿主原因是 （　　　）

A. 乙脑病毒可在蚊体内增殖

B. 蚊可在多种动物和人之间传播乙脑病毒

C. 乙脑病毒在蚊体内可形成病毒血症

D. 蚊可叮咬多种家畜和禽类

E. 蚊可携带病毒越冬及经卵传代

10. 登革出血热的传播媒介是 （　　　）

A. 蚊   B. 蝇   C. 蚤或虱

D. 蜱   E. 白蛉

11. 预防乙脑的关键措施是 （　　　）

A. 防蚊灭蚊   B. 接种干扰素   C. 防鼠灭鼠

D. 防蚤灭蚤   E. 接种丙种球蛋白

三、简答题

1. 简述流行性乙型脑炎病毒的传播途径、致病特点和预防措施？

2. 简述登革病毒和森林脑炎病毒的致病特点？

第三十一章

疱疹病毒

学习内容提炼，涵盖重点考点

疱疹病毒是一类中等大小、结构相似、有包膜的 DNA 病毒。现已发现 114 种，分 3 个亚科。已知的人类疱疹病毒有：单纯疱疹病毒 Ⅰ 型和 Ⅱ 型（HSV-1 和 HSV-2）；水痘-带状疱疹病毒（VZV）；巨细胞病毒（CMV）；EB 病毒（EBV）；人类疱疹病毒 6 型、7 型、8 型（HHV-6、7、8 型）。

疱疹病毒的主要特征：

（1）病毒呈球形，直径大约 120nm，核心是线状双链 DNA，衣壳呈 20 面体立体对称，有包膜，包膜表面有刺突。

（2）除 EB 病毒外均能在人二倍体细胞核内复制，产生明显细胞病变，在感染细胞核内形成嗜酸性包涵体。另外感染细胞同邻近未感染的细胞融合后形成多核巨细胞。

（3）疱疹病毒侵入机体，感染宿主细胞，表现为增殖性感染和潜伏状态。当机体受刺激或抵抗力降低时，可由潜伏状态转为增殖性感染。

第一节　单纯疱疹病毒

单纯疱疹病毒能在多种细胞增殖，病毒复制快，感染细胞出现细胞肿胀变圆，核内形成嗜酸性包涵体。包括两个血清型：HSV-1；HSV-2。传播途径：HSV-1 直接密切接触传播；HSV-2 性接触传播。致病特点：HSV-1 主要引起生殖器以外的皮肤、黏膜和器官感染；HSV-2 主要引起生殖器疱疹、新生儿疱疹，与宫颈癌的发生密切相关。

感染形式：

1. 原发感染　见于 6 个月～2 岁婴幼儿。大多数是隐性感染，无临床症状。

2. 潜伏感染和复发　原发感染后少数病毒可长期存留于神经细胞内，激活后机体再次出现病理损伤。复发往往是在同一部位。潜伏感染部位：HSV-1 三叉神经节、颈上神经节；HSV-2 骶神经节。

3. 先天性感染　防治：尚无特殊预防方法。阿昔洛韦有较好疗效。

第二节　水痘-带状疱疹病毒

儿童初次感染水痘-带状疱疹病毒时引起水痘，恢复后病毒潜伏在体内，成年或老年人中少数人复发可引起带状疱疹。该病毒为典型的疱疹病毒结构，只有一个血清型。传染源主要是患者，多在冬季春季流行，传播方式是飞沫经呼吸道或接触传播，好发年龄为 3～9 岁。儿童患水痘后，机体产生持久免疫，极少再患水痘。中年后，潜伏于神经节中的病毒可被激活而复发，引起带状疱疹。防治：接种 VZV 减毒活疫苗可有效预防；阿昔洛韦、泛昔洛韦等药物治疗效果较好。

第三节　EB 病毒

EB 病毒形态结构与疱疹病毒相似，核酸为双股线性 DNA，衣壳为 20 面体立体对称。EB 病毒只能在 B 淋巴细胞中增殖。通过接触带病毒者的唾液、输血传播，所致疾病为传染性单核细胞增多症、非洲儿童恶性淋巴瘤、鼻咽癌。被病毒感染的细胞可产生多种抗原，有 EBV 核抗原（EBNA）、膜蛋白抗原（LMP）、早期抗原（EA）、衣壳抗原（VCA）、膜抗原（MA）。病毒可长期潜伏在人体 B 细胞、腮腺管、咽部及宫颈外的某些上皮细胞，当机体免疫功能低下时，B 病毒活化形成复发感染。防治：接种表达 EBV 膜抗原的基因工程疫苗；无环鸟苷和丙氧鸟苷有一定疗效。

第四节　巨细胞病毒

CMV 形态和 DNA 结构与 HSV 相似。病毒感染对宿主或培养细胞有高度的种特异性，如人巨细胞病毒（HCMV）只能感染人。病毒感染的细胞出现肿大变圆，核变大，核内形成大型嗜碱性包涵体，包涵体周围绕有一轮晕。

CMV感染小儿多表现为隐性感染。CMV常潜伏于唾液腺、乳腺、肾、白细胞或其他腺体，通过密切接触、垂直传播、输血等传播，引起巨细胞包涵体病、先天性畸形、输血后传染性单核细胞增多症、肝炎、间质性肺炎、视网膜炎等。预防接种CMV减毒活疫苗。

模拟试题测试，提升应试能力

一、选择题

1. 下列选项中不属于疱疹病毒的是（　　）

A. HSV

B. HBV

C. CMV

D. EBV

E. VZV

2. 单纯疱疹病毒 I 型的主要潜伏部位是（　　）

A. 骶神经节

B. 口腔黏膜

C. 三叉神经节

D. 口唇皮肤

E. 颌下淋巴结

3. 单纯疱疹病毒 II 型主要潜伏的部位是（　　）

A. 三叉神经节

B. 骶神经节

C. 肋间神经

D. 皮肤黏膜

E. 腹股沟淋巴结

4. 人类疱疹病毒中最早被发现的是（　　）

A. 单纯疱疹病毒

B. 人疱疹病毒 6 型

C. 水痘-带状疱疹病毒

D. 巨细胞病毒

E. EB 病毒

5. 下列与宫颈癌发生关系最密切的是（　　）

A. 巨细胞病毒

B. HSV-1

C. HSV-2

D. EB 病毒

E. 水痘-带状疱疹病毒

6. 下列哪些病毒可引起性传播疾病（　　）

A. EB 病毒

B. 水痘-带状疱疹病毒

C. 单纯疱疹病毒
D. 汉坦病毒

E. 登革热病毒

7. 均可导致胎儿先天畸形的一组病毒是（　　）

A. 风疹病毒，巨细胞病毒，单纯疱疹病毒

B. 风疹病毒，流感病毒，腮腺炎病毒

C. 风疹病毒，乙脑病毒，麻疹病毒

D. 巨细胞病毒，腺病毒，EB 病毒

E. 巨细胞病毒，麻疹病毒，呼吸道合胞病毒

8. 与鼻咽癌有关的病毒是（　　）

A. 人乳头瘤病毒
B. EB 病毒

C. 单纯疱疹病毒
D. 巨细胞病毒

E. 鼻病毒

9. 核酸类型为 RNA 的病毒是（　　）

A. 巨细胞病毒
B. 脊髓灰质炎病毒

C. 乙型肝炎病毒
D. 水痘-带状疱疹病毒

E. 单纯疱疹病毒

10. 下列病毒能引起传染性单核细胞增多症的是（　　）

A. EBV
B. HSV-1

C. VZV
D. CMV

E. HSV-2

11. 下列疾病不是由巨细胞病毒引起的是（　　）

A. 龈口炎
B. 新生儿巨细胞包涵体病

C. 间质性肺炎
D. 输血后单核细胞增多症

E. 肝炎

12. 引起带状疱疹的病毒是（　　）

A. CMV
B. HSV-1

C. VZV
D. EBV

E. HSV-2

二、简答题

1. 简述疱疹病毒常见种类及其所致疾病？

2. 简述单纯疱疹病毒 1 型（HSV-1）和单纯疱疹病毒 2 型（HSV-2）的区别？

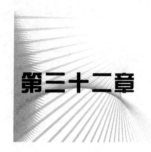

第三十二章

反转录病毒

学习内容提炼，涵盖重点考点

逆转录病毒是一大组含有逆转录酶的 RNA 病毒。分为 3 个亚科：肿瘤病毒亚科，包括人类嗜 T 细胞病毒 I 型和 II 型等；慢病毒亚科，包括人类免疫缺陷病毒（HIV）等；泡沫病毒亚科。

第一节　人类免疫缺陷病毒

（一）生物学性状

HIV 是一种感染人类免疫系统细胞的反转录病毒中的慢病毒，HIV 选择性地侵犯 CD4$^+$T 细胞，导致细胞免疫功能缺陷。病毒呈球形，内部圆锥形。外层包膜上有表面蛋白 gp120、镶嵌蛋白 gp41。有双层衣壳，内层为衣壳蛋白（p24），外层为内膜蛋白（p17）。核心含病毒 RNA、逆转录酶和核衣壳蛋白。HIV 抵抗力较弱，对热、化学消毒剂敏感，56℃10min 可被灭活，70% 乙醇、0.3% H_2O_2 处理 5min 病毒被灭活。

（二）致病性与免疫性

1. 传染源　患者及 HIV 无症状携带者。

2. 传播方式

（1）性传播。

（2）血液传播。

（3）垂直传播。

3. 临床表现　分为四个阶段，典型过程需要 10 年以上。

（1）原发感染急性期：HIV 进入机体后病毒开始复制，出现急性感染症状，如发热、咽炎、淋巴结肿大等症状。1~2周后可自行消退。

（2）无症状感染期（潜伏期）：此期可长达6个月至10年。临床一般无症状，有些病人可出现无痛性淋巴结肿大。

（3）AIDS相关综合征（ARC）期：此期患者持续淋巴结肿大，发热、盗汗、全身倦怠、体重下降、皮疹及慢性腹泻等临床症状。

（4）典型AIDS期：主要表现为严重细胞免疫功能缺陷，诱发致死性感染和恶性肿瘤。

4. 致病特点　HIV病毒能选择性地侵犯含CD4$^+$分子的细胞，主要是CD4$^+$T细胞，引起CD4$^+$细胞缺损和功能障碍，导致严重免疫缺陷。而单核-巨噬细胞有些亦表达有少量CD4$^+$受体，也可被HIV感染而损害其免疫功能，并可将病毒随细胞播散至全身，病毒侵犯中枢神经系统引起疾病。

（三）实验室检查

可用ELISA、RIA、IFA、Western blot检测抗体，先作筛选试验，再用免疫印迹试验用作确证试验；也可用RT-PCR检测HIV RNA。

（四）防治原则

特异性预防至今尚缺乏理想的疫苗，应采取综合防治措施。临床治疗艾滋病的药物有3类：核苷类逆转录酶抑制剂、非核苷类逆转录酶抑制剂和蛋白酶抑制剂。现常用鸡尾酒疗法（HAART），即联合交替使用2种HIV逆转酶抑制剂和一种蛋白抑制剂，此方法无法清除整合的病毒，故不能彻底清除病毒。

第二节　人类嗜T细胞病毒

HTLV可分为两型：HTLV-Ⅰ；HTLV-Ⅱ。HTLV-Ⅰ以及HTLV-Ⅱ仅感染CD4$^+$T细胞并在其中生长，引起T细胞白血病。

感染者为HTLV主要传染源。通过血液、性交、母婴等方式传播。HTLV-Ⅰ除能引起成人T细胞白血病，还能够引起热带下肢痉挛性瘫痪及B细胞淋巴瘤。而HTLV-Ⅱ则可以引起毛细胞白血病以及慢性CD4$^+$细胞淋巴瘤。

目前尚无有效疫苗，齐多夫定（AZT）对HTLV感染有一定效果。

模拟试题测试，提升应试能力

一、名词解释

1. 逆转录病毒　　2. AIDS　　3. HAART

二、选择题

1. HIV 的传播途径不包括下列哪项（　　）

A. 母婴垂直传播　　　　　　　B. 药瘾者共用污染 HIV 的注射器

C. 输血和器官移植　　　　　　D. 同性或异性间性行为

E. 日常生活的一般接触

2. AIDS 的传染源是（　　）

A. 同性恋者　　　　　　　　　B. 静脉药瘾者

C. 性乱人群　　　　　　　　　D. HIV 实验室工作人员

E. HIV 的患病者和 HIV 携带者

3. 下列对逆转录病毒特性的叙述错误的是（　　）

A. 球形，有包膜　　　　　　　B. 复制通过 DNA 中间体

C. 含有 DNA 依赖的 RNA 聚合酶　D. 基因组为单股 RNA 二聚体

E. 病毒的 DNA 能整合于宿主细胞的染色体上

4. HIV 在逆转录病毒分类中属于（　　）

A. 逆转录病毒科泡沫病毒亚科　　B. 逆转录病毒科慢病毒亚科

C. 逆转录病毒科肿瘤病毒亚科　　D. 乳多空病毒科

E. 弹状病毒科

5. HIV 感染的慢性感染期多为（　　）

A. 数天　　　　　　　　　　　B. 数周

C. 数月　　　　　　　　　　　D. 数年

E. 数十年

6. HIV 的致病机制主要是（　　）

A. 并发各种恶性肿瘤

B. HIV 基因能整合于宿主细胞的染色体中

C. HIV 变异性高，能逃脱宿主免疫系统的清除

D. 合并各种类型的机会感染

E. 侵犯人体 $CD4^+$ 细胞，造成严重的免疫缺陷

7. HIV 的核酸类型是（　　）

A. DNA 和 RNA

B. 双股 DNA

C. 单股 RNA

D. 双股 RNA

E. 单股 DNA

三、简答题

简述 HIV 感染的临床表现与致病机制。

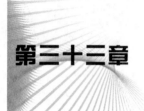

第三十三章

其他病毒及朊粒

第一节　出血热病毒

出血热病毒是通过节肢动物或啮齿类动物进行传播，引起病毒性出血热的一类病毒。病毒性出血热主要临床特征为高热、出血、低血压以及高死亡率。

(一) 汉坦病毒

汉坦病毒有包膜，核酸为单负链 RNA，引起肾病综合征出血热（流行性出血热），故又称之为肾病综合征出血热病毒。传染源为携带病毒的啮齿类动物，主要为鼠类以及野兔、猫、犬等。病毒随动物粪便、尿、唾液排出，污染水源、食物及环境，人或动物通过呼吸道、消化道和破损皮肤接触等方式被感染。螨和小盾恙螨也是该病毒的传播媒介，又因其能以卵传代，故也是其长期储存宿主。

病毒侵入机体，经过大约 2 周的潜伏期，即出现肾病综合征出血热，表现为发热、出血和肾损害，且常伴有三痛（头痛、腰痛、眼眶痛）及三红（面、颈、上胸部潮红）。肾病综合征出血热的典型临床过程包括五期：发热期、低血压休克期、少尿期、多尿期以及恢复期。主要病理变化为全身小血管及毛细血管损伤，机制包括病毒直接作用及病理性免疫应答。感染后可获持久免疫力。

防鼠、灭鼠是预防的关键，接种灭活疫苗免疫效果良好。

（二）克里米亚-刚果出血热病毒

在我国称为新疆出血热病毒，是引起新疆出血热的病原体。新疆出血热是一种自然疫源性疾病，发生于荒漠、牧场。蜱既是传播媒介又是储存宿主，人通过被携带病毒的硬蜱叮咬而感染。主要的临床表现为发热、全身肌肉疼痛、中毒症状以及出血。病后获牢固免疫力。

第二节　狂犬病病毒

狂犬病病毒呈子弹状，为 RNA 病毒，衣壳呈螺旋对型，有包膜，包膜有大量糖蛋白突起（血凝素）。在感染动物或人的中枢神经细胞胞质中增殖，形成嗜酸性包涵体-内基小体，有诊断意义。病毒抵抗力不强，用肥皂水等去垢剂可使其灭活。60℃ 30min 或 100℃ 2min 可使之灭活。

狂犬病病毒是狂犬病的病原体，狂犬病是自然疫源性疾病，易感动物为家畜和野生动物，另外蝙蝠可能是重要的储存宿主。该病潜伏期通常为 3～8 周，主要表现是畏光、恐水症，后转入麻痹昏迷、最后因呼吸困难、循环衰竭而导致死亡。狂犬病在动物间传播是由于患病动物咬伤健康动物。人通过被患病动物咬伤而致病。人被咬伤后发病率约为 30%～60%。一旦发病，死亡率高达 100%。

捕捉野犬，加强家犬管理，普及家犬疫苗接种是预防的主要措施。人被咬伤后，应及时处理伤口，使用抗狂犬病病毒免疫球蛋白紧急预防。接种狂犬病病毒疫苗预防感染。

第三节　人乳头瘤病毒

HPV 呈球形，直径为 52～55nm，无包膜，衣壳为 20 面立体对称型，核酸是双股环状 DNA。

HPV 只能感染皮肤和黏膜上皮细胞。通过直接接触、间接接触和性接触等方式传播，引起皮肤以及黏膜的各种乳头状瘤或疣。新生儿可通过产道感染。临床常见所致疾病有寻常疣、跖疣、扁平疣、尖锐湿疣以及喉乳头瘤等。例如尖锐湿疣主要由 HPV-6、11 型通过性接触引起。宫颈上皮内瘤与宫颈癌与 HPV-16、18、31 和 33 等型感染有关。

第四节 朊 粒

朊粒（prion）又称朊病毒或传染性蛋白粒子，主要成分是一种蛋白酶抗性蛋白（PrP），无核酸。朊粒没有病毒体结构，对各种理化作用，如紫外线照射、甲醛等抵抗力极强。PrP 包括细胞朊蛋白 PrP^c 和羊瘙痒病朊 PrP^{sc}，PrP^c 通常无害，当 PrP^c 转变成 PrP^{sc} 时，即具有了致病性和传染性。

朊粒具有传染性，潜伏期长，朊病毒能使人类神经萎缩，引起海绵状脑病（TSE）或者白质脑病。常见人类朊粒病有震颤病（又称库鲁病）、克-雅病等慢性疾病。临床表现为痴呆、共济失调、震颤等症状。

模拟试题测试，提升应试能力

一、名词解释

1. 朊粒　　2. 病毒性出血热　　3. 内基小体　　4. 自然疫源性疾病

二、选择题

1. 被狂犬咬伤后，下列处理措施最正确的是（　　）

A. 注射狂犬病病毒免疫血清+抗病毒药物

B. 清创+接种疫苗+注射狂犬病病毒免疫血清

C. 清创+注射狂犬病病毒免疫血清

D. 注射大剂量丙种球蛋白+抗病毒药物

E. 清创+抗生素

2. 肾病综合征出血热的病原体是

A. 新疆出血热病毒　　　　　　B. 汉坦病毒　　　　　C. 登革病毒

D. 埃博拉病毒　　　　　　　　E. 刚果出血热病毒

3. 下列哪项是新疆出血热的传播媒介（　　）

A. 蜱　　　　　　　　　　B. 蚤或虱　　　　　　C. 鼠

D. 蚊　　　　　　　　　　E. 白蛉

4. 下列病毒可通过螨类传播的是（　　）

A. 森林脑炎病毒　　　　　　　B. 汉坦病毒　　　　　C. 乙脑病毒

D. 登革病毒　　　　　　　　　E. 新疆出血热病毒

5. 下列关于狂犬病毒的致病性的说法错误的是（　　）

A. 引起狂犬病，又称恐水病　　B. 死亡率极高

C. 潜伏期长短不一　　　　　　D. 最终因呼吸和循环衰竭而死亡

E. 感染途径只有被狂犬咬伤

6. 关于狂犬病毒的生物学性状叙述错误的是（　　）

A. 外形似子弹状　　　　　　　B. 衣壳为螺旋对称型

C. 核心含单股负链 RNA　　　　D. 宿主范围较广

E. 抵抗力很强

7. 导致尖锐湿疣的病毒是（　　）

A. HBV　　　　　　　　B. CMV　　　　　　　　C. HPV

D. EBV　　　　　　　　E. HSV

8. 下列哪种疾病不是由朊粒引起的（　　）

A. 震颤病　　　　　　　　　　B. 亚急性硬化性全脑炎

C. 牛海绵状脑病　　　　　　　D. 克-雅病

E. 羊瘙痒病

9. 下列关于人乳头瘤病毒的形态结构的说法错误的是（　　）

A. 球形　　　　　　　　　　　B. 衣壳为20面立体对称型

C. 有包膜　　　　　　　　　　D. 直径为 52～55nm

E. 基因组是双股环状 DNA

10. 我国所用的狂犬疫苗的类型是（　　）

A. 灭活疫苗　　　　　　B. 基因工程疫苗　　　　C. 多糖疫苗

D. 多肽疫苗　　　　　　E. 减毒活疫苗

11. 狂犬病毒包涵体最易出现的部位是（　　）

A. 肌肉　　　　　　　　B. 淋巴结　　　　　　　C. 骨髓

D. 外周神经组织　　　　E. 大脑海马回部位

三、简答题

1. 简述汉坦病毒的主要生物学性状及致病特点。

2. 简述人被疯狗咬伤后应采取的措施。

3. 简述狂犬病的主要临床表现。

第三篇　人体寄生虫学

第三十四章

人体寄生虫概述

学习内容提炼，涵盖重点考点

第一节　寄生现象、寄生虫、宿主及生活史

1. 寄生虫　长期或短暂地生活在其他生物体内或体表夺取营养，给对方造成损害。寄生虫是营寄生生活的低等动物，给对方带来的只有损害而无益处。区别于共栖与共生的生物。

2. 宿主　被寄生虫寄生的生物。宿主是被寄生虫寄生的生物，包括人、动物、植物。

（1）中间宿主：寄生虫幼虫或无性生殖阶段寄生的宿主。

（2）终宿主：寄生虫成虫或有性生殖阶段寄生的宿主。

（3）生活史：寄生虫完成一代生长、发育和繁殖的全过程及包括其生活的外界环境条件。

（4）感染阶段：寄生虫在生长发育过程中能感染人的发育阶段。特指感染人的某一阶段。

第二节　寄生虫与宿主的相互关系

寄生虫与宿主的相互关系，表现为寄生虫对宿主的损害及宿主对寄生虫的免疫两方面。

（一）寄生虫对宿主的作用

寄生虫对宿主的损害作用：

1. 夺取营养　寄生的虫数越多，夺取宿主的营养就越多。

2. 机械性损伤　虫体在宿主体内移行、定居，所带来的宿主局部被破坏、压迫阻塞等机械性损伤。

3. 毒性与免疫损伤　寄生虫的分泌物、排泄物等对宿主产生的化学刺激或免疫病理反应。

（二）宿主对寄生虫的免疫

宿主对寄生虫的免疫有固有免疫与适应性免疫。

第三节　寄生虫病的流行与防治原则

（一）寄生虫病的流行环节

1. 传染源　患者、带虫者和保虫宿主。

2. 传播途径。

3. 易感人群　人对寄生虫普遍易感。

（二）寄生虫病的防治原则

寄生虫病的防治原则：控制传染源，切断传播途径，保护易感人群。

模拟试题测试，提升应试能力

一、名词解释

1. 寄生虫　　2. 宿主　　3. 生活史　　4. 中间宿主　　5. 终宿主
6. 感染阶段

二、填空题

1. 两种生物生活在一起，其中一种生物从中获利、生存，这种生物叫_____。

2. 寄生虫的成虫或有性阶段寄生的宿主叫_____。

3. 寄生虫病流行的基本环节包括_____、_____、_____、_____。

4. 寄生虫对人体的致病作用主要表现为_____、_____、_____。

5. 寄生虫病的传染源包括_____、_____和_____。

三、选择题

1. 作为人体寄生虫病传染来源的受染的脊椎动物称为（　　）

A. 终宿主 　　　　　　　　　B. 中间宿主

C. 保虫宿主 　　　　　　　　D. 转续宿主

E. 以上都不是

2. 含滞育状态寄生虫幼虫的非适宜宿主称（　　）

A. 终宿主 　　　　　　　　　B. 中间宿主

C. 保虫宿主 　　　　　　　　D. 转续宿主

E. 以上都不是

3. 寄生虫幼虫或无性阶段寄生的宿主叫（　　）

A. 终宿主 　　　　　　　　　B. 保虫宿主

C. 中间宿主 　　　　　　　　D. 转续宿主

E. 以上都不是

4. 人体寄生虫的感染阶段是（　　）

A. 感染保虫宿主的阶段

B. 感染人体的阶段

C. 感染动物转续宿主的阶段

D. 感染医学节肢动物的阶段

E. 感染动物中间宿主的阶段

5. 寄生虫病的防治原则为（　　）

A. 控制和消灭传染源，切断传播途径和预防感染，保护易感人群

B. 仅用预防接种

C. 只抓住改善不良饮食习惯这一环

D. 宣传注意个人卫生就可控制寄生虫病的流行

E. 所有寄生虫感染者的粪便均需无害化

第三十五章

消化道蠕虫

学习内容提炼，涵盖重点考点

第一节　似蚓蛔线虫（蛔虫）

（一）蛔虫的形态

1. 虫卵　卵壳厚，外有一层蛋白质膜呈棕黄色，受精卵卵内有一卵细胞，与两端有新月形的间隙。

2. 成虫　似蚯蚓，活时粉红色，死后灰白色。是寄生人体消化道最大的线虫。

（二）蛔虫的生活史

要点归纳如下（图35-1）：

1. 感染期　感染性含幼卵。

2. 感染途径　经口感染。

3. 成虫寄生部位　小肠。

4. 幼虫　肠外移行。

（三）蛔虫的致病性

蛔虫的致病主要是幼虫在体内移行和成虫对宿主的损害造成的，表现为机械性损伤、超敏反应及宿主肠道功能障碍三方面。

1. 幼虫的致病　幼虫在体内移行造成组织机械性损伤；幼虫在肺内发育时所产生的代谢产物引起机体超敏反应。幼虫的致病主要以肺的损害为主，表现为蛔虫性肺炎、哮喘等。

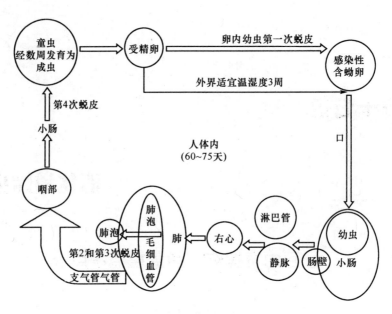

图 35-1　蛔虫的生活史

2. 成虫的致病

（1）夺取营养。

（2）引起超敏反应。

（3）并发症：发生的原因主要是蛔虫有钻孔习性，当宿主机体不适刺激了肠道内的蛔虫，就会诱发蛔虫钻入开口于肠壁的各种管道，引起胆道蛔虫症、阑尾炎、胰腺炎等。蛔虫性肠梗阻也是常见并发症之一。

（四）实验诊断

自待测者粪便中检出虫卵，即可确诊。粪检方法主要采用直接涂片法和饱和盐水漂浮法。

（五）流行

1. 流行病学　平均感染率在 44.91%。

2. 传染源　患者和带虫者。

3. 传播途径　经口感染。

4. 蛔虫感染率高的原因：

（1）生活史简单。

（2）雌虫产卵量大，虫卵对外界环境抵抗力强。

（3）用未经处理的人粪施肥和随地大便的习惯，使蛔虫卵广泛污染土壤和周围环境。

（4）人的不良卫生行为和缺乏完善的卫生设施。

（六）防治

1. 驱虫治疗

2. 管理粪便

3. 健康教育

第二节 钩 虫

（一）钩虫的形态

1. 成虫 虫体细长，1cm左右，虫体前端较细，略向背侧仰曲，形成颈弯。十二指肠钩虫与美洲钩虫形态区别主要是体态和口囊。具体见表35-1。

表 35-1 两种钩虫成虫的鉴别

鉴别要点	十二指肠钩口线虫	美洲板口线虫
大小（mm）♀	(10~13)×0.6	(9~11)×0.4
♂	(8~11)×(0.4~0.5)	(7~9)×0.3
体型	虫体呈"C"形	虫体呈"S"形
口囊	腹侧前缘有2对钩齿	腹侧前缘有1对板齿
交合刺♂	两刺末端分开	合并成一刺，末端呈钩状
交合伞	略呈圆形	略呈扁圆形

2. 虫卵 卵壳较薄，无色透明，卵壳与卵细胞间有明显空隙。

（二）钩虫的生活史

要点归纳如下（图35-2）：

1. 感染期 感染期幼虫：丝状蚴。

2. 感染途径 主要经皮肤，也可经口感染。

3. 成虫寄生部位 小肠。

4. 幼虫 有肠外移行。

（三）钩虫的致病性

1. 幼虫致病

（1）钩蚴性皮炎：丝状蚴侵入皮肤，在侵入处皮肤有奇痒和烧灼感，皮肤较薄嫩处或足背部及其他部位暴露的皮肤处可出现充血斑点或丘疹，继而

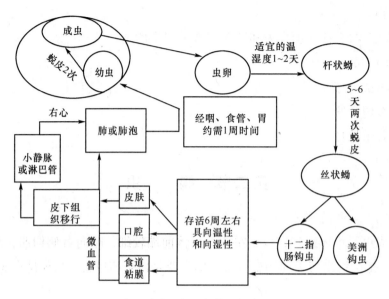

图 35-2　钩虫的生活史

出现小出血点、丘疹或小疱疹，即为钩蚴皮炎。俗称"痒疙瘩"、"地痒疹"、"粪毒"。

（2）呼吸道症状：幼虫移行至肺，穿破微血管，可引起出血及炎症细胞浸润，患者可出现咳嗽、血痰及哮喘。

2. 成虫致病

（1）消化道症状和异嗜症。

（2）贫血。

（3）婴儿钩虫症。

（4）嗜酸粒细胞增多症。

（四）实验室检查

粪检饱和盐水漂浮法检出率比直接涂片法好。

（五）流行与防治

世界上分布广泛，我国平均感染率为 6.12%，感染率农村高于城市，南方高于北方。常用药物有阿苯达唑和甲苯达唑。

第三节　蠕形住肠线虫（蛲虫）

（一）形态

1. 成虫　细小，乳白色，呈线头状。

2. 虫卵　无色透明，柿核状。

（二）生活史

要点归纳如下：

1. 感染期　感染期卵。

2. 感染途径　经口。

3. 成虫寄生部位　小肠末端、盲肠、结肠及回肠下段。

（三）致病性

1. 蛲虫性阑尾炎。

2. 泌尿生殖系统和盆腔炎症。

（四）实验室检查

根据蛲虫肠外产卵的特点，采用透明胶纸法、棉拭子法操作。

（五）流行与防治

蛲虫呈世界性分布，我国12岁以下的儿童平均感染率为10.28%，以在幼儿园集体生活的儿童感染率更高。

第四节　毛首鞭形线虫（鞭虫）

（一）形态

1. 成虫　前细后粗，似马鞭。

2. 虫卵　纺锤形，黄褐色。

（二）生活史

在外界的发育和蛔虫相似，不同的是鞭虫的幼虫在体内不需经肺的移行，可直接在消化道内发育为成虫。

（三）致病性

成虫引起慢性肠道炎症、慢性失血。

（四）实验室检查

实验室检查方法同蛔虫。

（五）流行与防治

同蛔虫相似。

第五节 布氏姜片吸虫（肠吸虫）

（一）形态

1. 成虫 虫体肥厚，形似姜片。体长20~75mm，宽8~20mm。

2. 虫卵 长椭圆型，淡黄色，大小为130μm×85μm，是人体最大的蠕虫卵。

（二）生活史

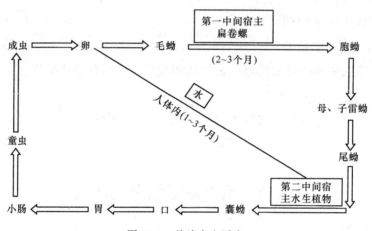

图35-3 姜片虫生活史

要点归纳如下（图35-3）：

1. 在终宿主体内 多寄生于十二指肠及空肠上端。

2. 中间宿主 扁卷螺、红菱、荸荠、茭白、水浮莲等水生植物。

3. 感染期 囊蚴。

4. 感染途径 经口。

（三）致病性

1. 致病机制

（1）腹吸盘发达，吸附力强，造成被吸附的肠黏膜与其附近组织发生炎症反应。

（2）感染虫数较多时，则影响宿主的消化与吸收功能，导致营养不良，消化功能紊乱和肠梗阻。

2. 主要表现 上腹部及右季肋下隐痛，间或有消化不良性腹泻，精神萎靡，倦怠无力等症状。多数儿童有不同程度的发育障碍，智力减退，甚至因衰竭致死。

（四）实验室检查

粪检直接涂片法较好。

（五）流行与防治

1. 流行情况　带虫者和猪是本病的主要传染源；中间宿主的存在扁卷螺、众多的水生植物都可以作为姜片虫的传播媒介。

2. 防治原则

（1）开展健康教育工作，不吃生的没有洗干净的水生植物，不喝生水。

（2）加强粪便管理，粪便要经无害化处理，严禁新鲜粪便入水。

（3）积极查治传染源，包括病人和病畜。治疗药物：吡喹酮。

第六节　链状带绦虫

链状带绦虫又称猪带绦虫、猪肉绦虫或有钩绦虫。

（一）形态

1. 成虫　乳白色，带状分节，虫体一般可分为头节、颈部和链体。体长2~4米。

头节近似球型，具有4个吸盘和顶突，顶突上有25~50个小钩，排成内外两圈。

2. 虫卵　车轮状，卵壳很薄，内为胚膜，胚膜较厚，在光镜下呈放射状的条纹，胚膜内含有球形的六钩蚴。

（二）生活史

1. 猪体内的发育

虫卵/孕节 ——猪小肠消化液作用下孵出——→ 六钩蚴 ——随血流到全身各处——→ 囊尾蚴

2. 人体内的发育

虫卵/孕节 ——小肠消化液作用下孵出——→ 六钩蚴 ——随血流到全身各处——→ 囊尾蚴

囊尾蚴 ——在小肠受胆汁的影响，头节翻出——→ 成虫 ——→ 虫卵/孕节

生活史要点归纳如下：

1. 人是唯一的终宿主，中间宿主是人、猪。

2. 感染阶段　是猪囊尾蚴、猪带绦虫卵。

3. 成虫　寄生人体肠道内引起猪带绦虫病。

4. 囊尾蚴 寄生人或猪的组织、器官内引起猪囊尾蚴病。

（三）致病性

1. 成虫 寄生于人体小肠，引起绦虫病，绦虫病的临床症状一般较轻微，少数患者有上腹部或者全腹隐痛，消化不良，腹泻，体重减轻等症状。

2. 囊尾蚴 寄生人体组织和器官，引起囊尾蚴病（囊虫病）。囊尾蚴的危害远大于成虫，其危害程度因囊尾蚴寄生的数目和部位而不同可分为三类：

（1）皮下及肌肉囊虫病：皮下寄生形成结节，以躯干和头部较多，可自觉肌肉酸痛无力，发胀，麻木等症状。

（2）脑囊虫病：有癫痫发作，颅内压增高和精神症状三大症状，以癫痫发作最多见。脑囊尾蚴病合并脑炎可使病情加重而致死。

（3）眼囊虫病：囊尾蚴可寄生于眼睛的任何部位，症状轻者表现为视力障碍，眼底镜检可见头节蠕动。眼内囊尾蚴死亡后，虫体的分解物可产生强烈刺激，造成眼内组织变性，导致玻璃体浑浊，视网膜脱离，视神经萎缩，并发白内障，继发青光眼、细菌性眼内炎等终至眼球萎缩至失明。

（四）实验室检查

1. 猪带绦虫病的诊断 询问有无吃"米猪肉"以及节片的排出史，对可疑的病人应连续数天粪便检查。用透明胶纸法或肛门拭子法可提高虫卵的检出率。

2. 囊尾蚴病的诊断 眼囊尾蚴病用眼底镜检查，皮下结节活检，脑部或深部组织的囊尾蚴病可用 CT、核磁共振等影象仪器检查。免疫学试验也具有辅助诊断价值。

（五）流行与防治

链状带绦虫呈世界性分布，该病流行因素主要包括猪的饲养方法不当和人吃猪肉的习惯或方法不当。

1. 治疗绦虫病病人 治疗的药物有吡喹酮、甲苯咪唑、阿苯哒唑等。槟榔、南瓜子合剂疗效良好。

2. 治疗囊尾蚴病 一般是以手术摘除，驱虫药如吡喹酮等也可治疗。

第七节　肥胖带绦虫

肥胖带绦虫又称牛带绦虫、牛肉绦虫或无钩绦虫。该虫的形态、生活史、致病性等与猪带绦虫都相似，牛带绦虫的学习可通过与猪带绦虫的比较完成。两者区别见表35-2。

表35-2 猪带绦虫与牛带绦虫的区别

区别点	猪带绦虫	牛带绦虫
体长	2~4m	4~8m
节片	700~1000	1000~2000
头节	球形、直径约1mm，具顶突和小钩	略呈方形、直径1.5~2.0mm 无顶突及小钩
孕节	子宫分支7~13 不整齐	子宫分支15~30 整齐
囊尾蚴	头节有顶突和小钩，可引起囊虫病	头节无顶突和小钩，一般不寄生人体
感染阶段	囊尾蚴、虫卵	囊尾蚴
中间宿主	猪、人	牛
致病性	引起绦虫病和囊虫病	引起绦虫病

第八节　其他消化道蠕虫

以曼氏迭宫绦虫为重点。

曼氏迭宫绦虫属于假叶目绦虫，成虫寄生于猫科动物，幼虫裂头蚴寄生于人体组织、器官内引起裂头蚴病，危害远比成虫大。

（一）形态

1. 成虫　60~100cm，头节细小指状，背、腹各有一条吸槽。

2. 裂头蚴　白色，带状30cm左右，活动伸缩能力强。

（二）生活史

要点归纳如下：

1. 生活史　需要两个中间宿主，第一中间宿主为剑水蚤，第二中间宿主主要为蛙、蛇等，鸟、猪等脊椎动物可作为它的转续宿主。

2. 成虫　寄生于猫、犬等终宿主的小肠内。

3. 人可以成为它的第二中间宿主，转续宿主，及终宿主。

4. 幼虫裂头蚴　可寄生于眼、皮下、口腔颌面部、脑、内脏等，引起裂头蚴病。

5. 感染期　人是因吞食裂头蚴或原尾蚴而感染的。

（三）致病性

成虫很少寄生于人体，对人体的危害主要由裂头蚴引起，裂头蚴病根据临床表现可归纳为：

1. 眼裂头蚴病　最常见，占45.6%，多累及单侧眼睑或眼球，在红肿的眼睑和结膜下有游动性、硬度不等的肿块或条索状物。常误诊为麦粒肿、急性葡萄膜炎等。

2. 皮下裂头蚴病　占患者数的31%，常累及躯干表浅部，可能有游走性皮下结节，圆形、柱形或不规则条索状，常被误诊为肿瘤。

3. 口腔颌面部裂头蚴病　占20.1%，常在口腔黏膜或颊部皮下出现硬结，红肿、发痒或有虫爬感，并多有裂头蚴逸出史。

4. 脑裂头蚴病　占2.3%，临床表现酷似脑瘤，极易误诊。

5. 内脏裂头蚴病　仅占1%，临床表现因裂头蚴移行位置而定，消化道炎症、呼吸道、脊髓、椎管、尿道、膀胱等处均可见。

模拟试题测试，提升应试能力

一、填空题

1. 布氏姜片吸虫的感染阶段为_____，感染方式为_____。

2. _____卵是人体寄生虫中最大的蠕虫卵。

3. 肥胖带绦虫成虫寄生于人体_____。人因食入_____而患牛带绦虫病。

4. 似蚓蛔线虫成虫主要寄生在人体的_____。

5. _____卵的特点是棕黄色，宽椭圆形，表面有凹凸不平的蛋白质膜，卵壳厚，内含一个大而圆的卵细胞，卵细胞与卵壳之间有半月形间隙。

6. 蠕形住肠线虫成虫通常在宿主_____时在_____产卵，所以蛲虫病最常用的实验诊断方法为_____，检查时间应在_____。

7. 毛首鞭形线虫成虫主要寄生在人体的_____。

8. 鞭虫病是由于人们摄入含有_____的食物或饮水而感染的。

9. 在我国流行的钩虫病的病原体主要有_____和_____。

10. 钩虫的感染阶段为_____，感染方式主要为_____。

11. 钩虫幼虫对人的危害主要是引起_____和_____。

12. 钩虫成虫主要寄生在人体的_____，以_____附着在肠黏膜上。

13. 绦虫的成虫通常寄生于脊椎动物的_____。

14. 绦虫成虫的节片可分为_____、_____、_____、_____、_____。

15. 人食入_____而患猪带绦虫病,食入_____患囊虫病。

二、选择题

1. 似蚓蛔线虫的感染阶段为（ ）

A. 蛔虫受精卵   B. 未受精蛔虫卵

C. 感染期蛔虫卵   D. 丝状蚴

E. 以上都不是

2. 似蚓蛔线虫的感染方式为（ ）

A. 经口   B. 经皮肤

C. 输血感染   D. 直接接触

E. 媒介昆虫叮咬

3. 似蚓蛔线虫幼虫对人的危害主要是（ ）

A. 肺部损伤   B. 消化道症状

C. 肝炎   D. 血管炎

E. 合并症

4. 哪种寄生虫的生活史不需要中间宿主（ ）

A. 似蚓蛔线虫   B. 钩虫

C. 蠕形住肠线虫   D. 毛首鞭线形虫

E. 以上都是

5. 似蚓蛔线虫对人的危害很多,最严重的危害为（ ）

A. 成虫寄生导致合并症

B. 幼虫移行对肺部的损伤

C. 营养不良

D. 虫体代谢物和崩解产物引起的免疫反应

E. 成虫的机械刺激作用

6. 除下列哪项外,均为似蚓蛔线虫的并发症（ ）

A. 胆道蛔虫病   B. 肠梗阻

C. 阑尾炎   D. 肠穿孔

E. 消化功能紊乱

7. 蛔虫病最常用的实验诊断方法为（ ）

A. 直接涂片法　　　　　　　　　B. 肛门拭子法

C. 尼龙袋集卵法　　　　　　　　D. 自然沉淀法

E. 饱和盐水漂浮法

8. 导致蛔虫病广泛流行的因素很多，但除外（　　　）

A. 蛔虫生活史简单，卵在外界环境中直接发育为感染期虫卵

B. 虫卵对外界环境的抵抗力强

C. 蛔虫产卵量大，每天每条雌虫产卵约 24 万个

D. 粪便管理不当，不良的个人卫生和饮食卫生习惯

E. 感染期虫卵可经多种途径进入人体

9. 下面哪项不是蛔虫病的防治原则（　　　）

A. 治疗病人

B. 消灭苍蝇、蟑螂

C. 加强卫生宣传教育，注意个人卫生

D. 手、足涂抹防护剂，防止幼虫感染

E. 加强粪便管理，实现粪便无害化

10. 幼虫期能引起肺部损害的寄生虫为（　　　）

A. 鞭虫　　　　　　　　　　　　B. 蛲虫

C. 蛔虫　　　　　　　　　　　　D. 丝虫

E. 猪巨吻棘头虫

11. 蠕形住肠线虫主要寄生在人体的（　　　）

A. 小肠　　　　　　　　　　　　B. 结肠

C. 回盲部　　　　　　　　　　　D. 直肠

E. 阑尾

12. 蠕形住肠线虫的感染阶段为（　　　）

A. 感染期卵　　　　　　　　　　B. 蛲虫幼虫

C. 杆状蚴　　　　　　　　　　　D. 丝状蚴

E. 微丝蚴

13. 关于蠕形住肠线虫卵的描述，下列哪项是错误的（　　　）

A. 无色透明

B. 两侧不对称，一侧扁平，一侧稍凸

C. 卵自虫体排出时，卵内胚胎已发育至蝌蚪期

D. 感染期卵内含一条盘曲的幼虫

E. 卵壳外有凹凸不平的蛋白膜

14. 人体感染蠕形住肠线虫的主要症状为（　　）

A. 贫血
B. 肠梗阻

C. 消化功能紊乱
D. 阴道炎、子宫内膜炎

E. 肛门及会阴部皮肤瘙痒

15. 下面哪项不是蛲虫病的防治原则（　　）

A. 治疗病人
B. 加强卫生宣传教育

C. 注意个人卫生和饮食卫生
D. 加强粪便管理

E. 防止再感染

16. 下列哪种寄生虫可自体感染（　　）

A. 蛔虫
B. 钩虫

C. 旋毛形线虫
D. 蠕形住肠线虫

E. 毛首鞭形线虫

17. 蠕形住肠线虫致病的主要机制为（　　）

A. 夺取宿主营养

B. 成虫寄生导致局部黏膜损害

C. 成虫特殊的产卵习性和产卵部位

D. 虫体代谢产物和崩解物的作用

E. 成虫的机械刺激作用

18. 虫卵两端有透明栓的寄生虫为（　　）

A. 蛔虫
B. 蛲虫

C. 鞭虫
D. 钩虫

E. 猪巨吻棘头虫

19. 毛首鞭形线虫的诊断阶段为（　　）

A. 虫卵
B. 杆状蚴

C. 丝状蚴
D. 鞭虫幼虫

E. 以上都不是

20. 重症鞭虫病患者的主要症状为（　　）

A. 烦躁不安、失眠、食欲减退

B. 消化功能紊乱、肠梗阻

C. 腹泻、便血、直肠脱垂、贫血和虚弱等症状

D. 并发阑尾炎、肠穿孔

E. 引起肺部感染、咳嗽和咳血

21. 毛首鞭形线虫的主要致病机制为 （ ）

A. 夺取营养

B. 幼虫移行时对组织造成的损害作用

C. 虫体代谢产物所致变态反应

D. 成虫的特殊产卵习性

E. 成虫利用前端插入肠黏膜及黏膜下层，以组织液和血液为食，导致局部黏膜炎症

22. 鞭虫病最常用的实验诊断方法为 （ ）

A. 直接涂片法　　　　　　　　　　B. 免疫诊断法

C. 肠黏膜活检　　　　　　　　　　D. 透明胶纸法

E. 以上都不是

23. 鞭虫病的防治原则为 （ ）

A. 治疗病人和带虫者　　　　　　　B. 注意环境卫生

C. 注意个人卫生　　　　　　　　　D. 加强粪便管理，保护水源

E. 以上都是

24. 确诊钩虫病最常用、阳性率高的方法是 （ ）

A. 饱和盐水漂浮法　　　　　　　　B. 直接涂片法

C. 自然沉淀法　　　　　　　　　　D. 肛门拭子法

E. 肠黏膜活组织检查

25. 钩虫卵的特点为 （ ）

A. 无色透明

B. 椭圆形

C. 排出不久的卵内含 4 ~ 8 个卵细胞

D. 卵壳与卵细胞间有明显的间隙

E. 以上都是

26. 生活史中幼虫需经肺部移行的寄生虫为 （ ）

A. 蠕形住肠线虫　　　　　　　　　B. 猪巨吻棘头虫

C. 钩虫　　　　　　　　　　　　　D. 丝虫

E. 毛首鞭形线虫

27. 幼虫阶段能引起皮肤损害的线虫有 （ ）

A. 似蚓蛔线虫　　　　　　　　　　B. 毛首鞭形线虫

C. 旋毛形线虫   D. 钩虫

E. 丝虫

28. 口囊内有一对半月形板齿的寄生虫为 （　　）

A. 十二指肠钩口线虫   B. 美洲板口线虫

C. 似蚓蛔线虫   D. 蠕形住肠线虫

E. 毛首鞭形线虫

29. 引起人眼部病变的寄生虫为 （　　）

A. 肝吸虫   B. 曼氏迭宫绦虫

C. 姜片吸虫   D. 牛带绦虫

E. 猪带绦虫成虫

30. 钩虫吸血时，咬附部位伤口不易凝血，是由于 （　　）

A. 口囊内钩齿的作用   B. 口囊内板齿的作用

C. 分泌抗凝素   D. 成虫机械刺激作用

E. 成虫代谢产物所致过敏反应

31. 能引起人体贫血的寄生虫有 （　　）

A. 丝虫   B. 钩虫

C. 旋毛形线虫   D. 卫氏并殖吸虫

E. 蠕形住肠线虫

32. 钩虫病的防治原则为 （　　）

A. 治疗病人和带虫者

B. 管理好粪便，粪便无害化

C. 加强个人防护，减少感染机会

D. 治疗患者的同时补充铁剂、维生素

E. 以上都是

33. 十二指肠钩口线虫的感染方式为 （　　）

A. 经口   B. 经皮肤

C. 输血感染   D. 媒介昆虫叮咬

E. 主要经皮肤，有时可经口感染

34. 哪种线虫的生活史需要中间宿主 （　　）

A. 钩虫   B. 蛔虫

C. 丝虫   D. 鞭虫

E. 蛲虫

35. 引起皮下包块的寄生虫是（   ）

A. 肝吸虫

B. 猪带绦虫

C. 牛带绦虫囊尾蚴

D. 猪带绦虫囊尾蚴

E. 牛带绦虫

36. 带绦虫驱虫治疗后，为观察疗效，应检查哪项指标（   ）

A. 虫卵

B. 链体

C. 头节

D. 成节

E. 孕节

37. 绦虫成虫具有生发能力的节片是（   ）

A. 头节

B. 颈节

C. 幼节

D. 成节

E. 孕节

38. 链状带绦虫对人体危害最大的阶段是（   ）

A. 成虫

B. 虫卵

C. 囊尾蚴

D. 似囊尾蚴

E. 六钩蚴

39. 钩虫的感染阶段是（   ）

A. 含蚴卵

B. 丝状蚴

C. 杆状蚴

D. 微丝蚴

E. 成虫

40. 布氏姜片吸虫的中间宿主为（   ）

A. 赤豆螺

B. 川卷螺

C. 扁卷螺

D. 钉螺

E. 拟钉螺

41. 确诊布氏姜片吸虫病的依据是（   ）

A. 腹痛、腹泻

B. 外周血嗜酸粒细胞增高

C. 消瘦、浮肿、全身无力

D. 有生食水生植物的习惯

E. 粪便检查发现虫卵

42. 食人生猪肉可能患（   ）

A. 囊虫病

B. 猪带绦虫病

C. 华支睾吸虫病

D. 布氏姜片吸虫病

E. 日本血吸虫病

43. 确诊猪带绦虫病的诊断方法主要是 （　　）

A. 粪便直接涂片法查虫卵

B. 饱和盐水漂浮法查虫卵

C. 粪便水洗沉淀法查虫卵

D. 检获粪便中的孕节，观察子宫侧枝数

E. 以上均不是

44. 关于链状带绦虫和肥胖带绦虫的描述，不正确的是 （　　）

A. 两种绦虫的虫卵相似　　　　　　B. 成虫均可寄生于人的小肠

C. 囊尾蚴均可寄生于人体　　　　　D. 成虫的头节均有吸盘

E. 均属圆叶目绦虫

45. 肥胖带绦虫的终宿主为 （　　）

A. 牛　　　　　　　　　　　　　　B. 骆驼

C. 羊　　　　　　　　　　　　　　D. 人

E. 猪

三、简答题

1. 简述钩虫导致人体贫血的机理。

2. 区别猪带绦虫与牛带绦虫。

3. 写出蛔虫的生活史。

第三十六章

血液和组织蠕虫

第一节　班氏吴策线虫和马来布鲁线虫（丝虫）

（一）形态

1. 成虫　细长如丝线，乳白色。

2. 微丝蚴　由成虫直接产生，两种微丝蚴的区别：班氏微丝蚴头间隙短，体核少清晰可数，无尾核；马来微丝蚴头间隙长，体核多相互重叠不易分清，有2个尾核。

（二）生活史

要点归纳如下：

1. 感染期　感染期幼虫。

2. 感染途径　经皮肤感染。

3. 成虫寄生部位　淋巴系统。

4. 中间宿主（媒介）　蚊。

5. 微丝蚴　在外周血呈夜现周期性（夜现周期性：指微丝蚴在外周血液中夜多昼少现象即微丝蚴白天滞留于肺毛细血管内，夜间出现在外周血液中）。

（三）致病性

1. 急性期超敏反应及炎症反应

（1）幼虫和成虫的代谢产物、幼虫的蜕皮液和蜕下的外皮、成虫子宫内的分泌物等均可刺激机体产生局部及全身反应。

（2）急性期患者出现的淋巴管炎、淋巴结炎及丹毒样皮炎等。以下肢淋巴管较为常见。发作时见一红线自上而下发展，此即逆行性淋巴管炎，俗称"流火"或"红线"。淋巴结炎常与淋巴管炎同时发作，常见部位为腹股沟及股部。

2. 慢性期阻塞性病变　急性病变不断发展，症状反复发作，局部出现增生性肉芽肿。组织反应继续出现，最后可导致淋巴管的部分阻塞以至完全阻塞。

在阻塞部位以下的淋巴管内压力增高，形成淋巴管曲张甚至破裂，淋巴液流入周围组织。常见的病变为：

（1）象皮肿：淋巴管扩张、扭曲，但淋巴液仍流通。

（2）鞘膜积液：多由班氏丝虫所致。

（3）乳糜尿：由班氏丝虫所致，由于主动脉前淋巴结或肠干淋巴结受阻，从小肠吸收的乳糜液经腰淋巴干反流至泌尿系统，乳糜随小便排出。

（四）实验室检查

1. 病原检查

（1）血内微丝蚴检查：晚9时至次晨2时采血，海群生白天诱出法。

（2）体液和尿液内微丝蚴检查。

（3）组织内活检成虫。

2. 免疫学诊断　IHA、IFA、ELISA。

（五）流行与防治

1. 丝虫病呈世界性分布　以亚洲和非洲较严重。我国于1994年已实现基本消灭丝虫病的标准。

2. 防治原则

（1）普查普治：药物用海群生、呋喃嘧酮。

（2）防蚊灭蚊。

（3）基本消灭丝虫病后的监测工作。

第二节　旋毛形线虫

（一）形态

1. 成虫　是寄生人体最小的线虫。

2. 幼虫　新生蚴细长，寄生在宿主横纹肌的幼虫称幼虫囊包。

（二）生活史

要点归纳如下：

1. 感染期　幼虫囊包。

2. 感染途径　经口。

3. 成虫　寄生于十二指肠及空肠上段。

4. 幼虫　寄生于同一宿主的横纹肌内。

5. 成虫、幼虫可在同一宿主寄生，但完成生活史需更换宿主。

（三）致病性

旋毛虫的主要致病期是幼虫。

其致病程度与食入幼虫囊包的数量、活力和侵入部位以及人体对旋毛虫的免疫力等诸多因素有关。

旋毛虫致病过程分为三个时期：

1. 侵入期　食入旋毛虫囊包，幼虫在小肠内脱囊发育为成虫，导致肠黏膜炎症反应，主要病变部位在十二指肠和空肠，故称肠型期。

2. 幼虫移行、寄生期　新生幼虫随淋巴、血循环到达各器官及侵入横纹肌内发育，导致血管炎和肌炎过程。主要病变部位在肌肉，故可称为肌型期。

3. 囊包形成期　为受损肌细胞的修复过程，此期又称为恢复期。

（四）实验室检查

1. 病原学诊断　肌肉活检，查幼虫囊包。

2. 免疫诊断　皮内试验、环蚴沉淀试验 ELISA。

3. 其他检查　嗜酸粒细胞显著增多。

（五）流行与防治

1. 人类旋毛虫病的流行　具有地方性、群体性和食源性等特点。

2. 防治原则

（1）预防的关键是把好口关，不吃生的或半生的肉类。

（2）加强肉类和食品卫生管理。

（3）改善养猪方法，提倡肉猪圈养。

（4）治疗旋毛虫患者的有效药物为阿苯达唑和甲苯达唑等。

第三节　华支睾吸虫（肝吸虫）

（一）形态

1. 成虫　形似葵花子，睾丸 2 个前后排列与虫体后 1/3 处，呈分支状，故名华支睾吸虫。

2. 虫卵　灯泡状，是寄生人体最小的蠕虫卵。

（二）生活史

要点归纳如下：

1. 成虫　雌雄同体，寄生在终宿主的肝胆管内。

2. 生活史　中需要两个中间宿主，第一中间宿主为豆螺、涵螺、沼螺，第二中间宿主为淡水鱼、淡水虾。

3. 感染期　囊蚴。

4. 感染途径　经口感染。

（三）致病性

（1）疲乏，上腹部不适，食欲不佳，厌油腻，消化不良，腹痛，腹泻，肝区疼痛，头晕，肝肿大（左叶）。

（2）还可以引起阻塞性黄疸和形成胆石症。与肝癌的发生也有一定的关系。

（3）因肝吸虫病的临床表现多种多样，故需与传染性肝炎、血吸虫病、肾病综合症、胆道疾患等进行鉴别诊断。

第四节　卫氏并殖吸虫（肺吸虫）

（一）形态

1. 成虫　虫体肥厚、似半粒黄豆，雌雄生殖器官并列为本虫的显著特征。

2. 虫卵　金黄色、卵盖大而明显，略倾斜。

（二）生活史

要点归纳如下：

1. 成虫雌雄同体，在终宿主体内主要寄生于肺。

2. 生活史　中需要两个中间宿主。第一中间宿主：川卷螺（黑螺或梅螺），第二中间宿主：溪蟹或蝲蛄。

3. 感染期　囊蚴。

4. 感染途径　经口。

5. 童虫　在体内有移行过程，最后到达肺脏发育为成虫。

（三）致病性

致病主要由童虫在组织器官中移行、窜扰、成虫定居（肺部）所引起。病变过程可分为：（根据病理过程）

1. 急性期　主要由童虫移行引起。

2. 慢性期

（1）脓肿期：主要为虫体移行引起组织破坏、出血及继发感染引起。

（2）囊肿期：由于渗出性炎症引起。

（3）纤维疤痕期：由于虫体死亡或转移至其他地方、囊内由肉芽组织充填，纤维化，最后形成瘢痕。

（四）实验室检查

病原检查可取痰液和粪便查虫卵，免疫检查可用 ELISA 等方法。

（五）流行与防治

肺吸虫病呈世界分布，我国 25 个省、市、自治区存在本虫。肺吸虫病是一种人兽共患的寄生虫病。

防治原则：加强卫生宣传教育，提倡熟食，不饮用生水，是预防本病最有效的方法。积极治疗病人，消灭传染源。常用治疗药物吡喹酮。

第五节　日本血吸虫

（一）形态

1. 成虫　雌雄异体，虫体呈圆柱形，外观似线虫。

雌虫：黑褐色，20mm×0.1mm，细长。

雄虫：乳白色，15mm×0.5mm，背腹扁平，自腹吸盘以下两侧向腹面卷曲，形成沟槽。

2. 虫卵　成熟虫卵大小平均为 89μm×67 μm，淡黄色，椭圆形，无小盖，卵壳一侧有一逗点状小棘。卵壳内侧有一薄层的胚膜，内含一成熟的毛蚴。

3. 毛蚴　呈梨形，周身被有纤毛，为其运动器官。

4. 尾蚴　属叉尾型，分体部和尾部，尾部又分尾干和尾叉。

（二）生活史

要点归纳如下：

1. 感染期　尾蚴。

2. 感染途径　经皮肤感染。

3. 成虫寄生部位　门脉-肠系膜静脉系统。

4. 童虫肠外移行。

5. 终宿主　人及哺乳动物。

6. 中间宿主 钉螺。

（三）致病性

血吸虫的尾蚴、童虫、成虫及虫卵都可损害宿主，损害的主要原因是血吸虫不同虫期释放的抗原均能诱发宿主的免疫应答。

1. 尾蚴致病　尾蚴性皮炎：尾蚴入侵部位出现瘙痒的小丘疹（Ⅰ型、Ⅳ型变态反应）。

2. 童虫致病　童虫在宿主体内移行时，所经过的器官可因机械性损伤而出现一过性的血管炎。

肺部毛细血管栓塞、破裂、出血患者出现潮热、咳嗽、背痛等症状。

3. 成虫致病　成虫寄生于血管内，利用口、腹吸盘的交替吸附血管壁而作短距离移形，因而可引起静脉内膜炎；成虫的代谢产物，分泌物等，在宿主体内可形成免疫复合物，引起免疫复合物型（Ⅲ型）变态反应。

4. 虫卵致病　虫卵是血吸虫病的主要致病因子。

沉积在宿主肝、肠组织中的虫卵引起的肉芽肿可不断破坏肝、肠的组织结构，引起慢性血吸虫病。在肝脏，虫卵肉芽肿位于门脉分支的终端，重度感染时门脉周围出现广泛的纤维化，阻塞窦前静脉，导致门脉高压，引起肝、脾肿大，腹壁、食道及胃底静脉曲张，上消化道出血及腹水等症状，在组织中沉积的虫卵发育成熟后，卵内毛蚴释放的可溶性虫卵抗原经卵壳上的微孔渗到宿主组织中，形成虫卵肉芽肿。

（四）实验室检查

1. 病原检查　直接涂片法适合急性感染者，直肠镜活组织检查适合慢性与晚期血吸虫病患者。

2. 免疫检查　环卵沉淀试验是目前主要方法之一。

（五）流行与防治

日本血吸虫病流行于亚、非、拉等76个国家。我国主要流行于长江流域及以南的12个省、市、自治区。

防治原则：

1. 控制传染源　人畜同步化疗是控制传染源的有效途径。

2. 药物治疗　当前治疗血吸虫病的首选药物是吡喹酮。

3. 切断传播途径

（1）灭螺：是切断血吸虫病传播的关键。

（2）粪便管理：感染血吸虫的人和动物的粪便污染水源是血吸虫病传播的重要环节。

（3）安全供水：结合农村卫生建设规划，因地制宜地建设安全供水设施，可避免水体污染和减少流行区居民直接接触疫水的机会。

4. 保护易感者。

第六节　细粒棘球绦虫（包生绦虫）

（一）形态

1. 成虫　2~7mm，是绦虫中最短小的虫种之一。

2. 虫卵　与猪带绦虫虫卵相似。

3. 棘球蚴　圆形囊状体，由囊壁和内含物组成，囊壁分两层，外层为角皮层，似粉皮易破裂。内为生发层能向囊内长出原头蚴、育囊和子囊。

（二）生活史

要点归纳如下：

1. 成虫　寄生在狼、犬等动物小肠内。

2. 幼虫（棘球蚴或包虫）　寄生于牛、羊和人等体内。在人体以肝、肺等处为常见。

3. 人因食入细粒棘球绦虫虫卵而感染棘球蚴。

（三）致病性

包生绦虫以棘球蚴致病，而棘球蚴对人的危害主要是机械损害为主，棘球蚴病，亦称包虫病。其严重程度取决于棘球蚴的体积、数量、寄生时间和部位。

常见部位：肝69.9%，肺19.3%，腹腔3%，脑、脾等。由于棘球蚴不断生长，压迫组织、器官，引起组织细胞萎缩坏死，临床表现主要有：

（1）毒性和过敏反应。

（2）继发感染。

（3）局部压迫和刺激症状。

（四）实验室检查

由于棘球蚴生长缓慢，首先应询问病史，了解病人是否来自于流行区，是否有犬、羊等动物的皮毛接触史。血清学试验是常用的辅助诊断方法。

（五）流行与防治

棘球蚴病呈世界性分布，畜牧业发达的地方往往是本病的流行区。

流行因素主要有：

虫卵污染外界环境：虫卵在外界具有较强的抵抗力，能耐低温，对化学药物有较强的抵抗力。

人、畜的感染方式：流行区牧民家中养牧羊犬，儿童与家犬亲昵、嬉戏，病死的家畜内脏用于喂犬，病犬的粪便极易污染牧场水源，造成本病在动物间的传播流行。

在流行区应采取以预防为主的综合性防治措施：

（1）加强卫生宣传教育。

（2）加强卫生法规建设和卫生检疫。

（3）定期为家犬、牧犬驱虫治疗。

（4）治疗病人以手术为主，手术中应注意避免囊液外溢，防止发生过敏性休克和继发性感染。

第七节　其他血液和组织寄生虫

（一）广州管圆线虫

知识要点归纳如下：

1. 成虫　寄生于鼠类肺部血管，偶尔寄生人体引起嗜酸粒细胞增多性脑膜脑炎或脑膜炎。

2. 生活史　需要 2 个中间宿主，其中福寿螺是其重要的中间宿主，虎皮蛙、黑框蟾蜍的是其转续宿主。

3. 人感染广州管圆线虫是生食或半生食含本虫的中间宿主和转续宿主。

（二）斯氏狸殖吸虫

知识要点归纳如下：

1. 主要寄生于犬科或猫科动物肺脏，如果子狸、犬等。

2. 寄生人体一般不能发育为成虫，因童虫四处窜扰造成器官损害，临床上主要引起幼虫移行症。

模拟试题测试，提升应试能力

一、名词解释

夜现周期性

二、填空题

1. 旋毛形线虫的_____和_____寄生在同一宿主体内，但完成生活史必须_____宿主。

2. 人体感染旋毛虫病主要是由于食入含_____的_____而引起的。

3. 旋毛形线虫的成虫主要寄生在人体的_____内，幼虫寄生在人体的_____。

4. 旋毛形线虫对人的危害可分为_____、_____和_____三期。

5. 丝虫成虫产_____，白天滞留在_____中，夜晚则出现在_____，这种现象称_____。

6. 马来布鲁线虫微丝蚴的特点为：头间隙_____，体核形状大小不等，排列紧密，常互相重叠，不易分清，_____尾核。

7. 在我国流行的丝虫有_____和_____。

8. 丝虫感染引起急性淋巴管炎、淋巴结炎的同时，多伴有突然发热、寒战、全身不适、头痛、乏力、四肢酸痛、食欲不振等全身症状，称为_____。

9. 线虫的雌虫尾端较_____，雄虫的尾端多_____或_____。

10. 华支睾吸虫的第一中间宿主是_____，第二中间宿主是_____。

11. 华支睾吸虫在第一中间宿主体内的发育过程为_____、_____、_____、_____。

12. 华支睾吸虫的感染是由于人食入淡水鱼、虾中的_____。

13. 治疗华支睾吸虫病常用的药物是_____。

14. 卫氏并殖吸虫成虫寄生于人的_____，虫卵随_____和_____排出体外。

15. 卫氏并殖吸虫成虫寄生肺脏引起的基本病理变化过程为_____、_____、_____。

16. 人是斯氏狸殖吸虫的_____宿主，虫体寄生人体导致_____。

17. 日本血吸虫尾蚴经_____侵入人体，脱掉尾部转变为_____。

18. 日本血吸虫寄生于人及多种哺乳动物的_____，而虫卵随_____排出体外。

19. 日本血吸虫卵内含_____，在20～30℃的清水中约经_____小时从虫卵中孵出。

20. 日本血吸虫的致病阶段有_____、_____、_____、_____。其中对人危害最大的是_____。

21. 日本血吸虫虫卵沉积在组织器官中引起的基本病理变化为_____。

22. 以囊蚴为感染阶段的吸虫有_____、_____、_____。

23. 肺吸虫成虫主要寄生于人体_____，第一中间宿主为_____，第二中间宿主为_____及_____。

24. 细粒棘球绦虫的成虫是一种小型绦虫，由_____、颈部及_____组成，其中的_____包括幼节、成节、孕节各一节。

25. 棘球蚴为圆形或近圆形的囊状体，由_____和囊内含物组成。其中_____分为两层，外层为_____，内层为_____。

26. 在囊液中悬浮的原头蚴、生发囊及子囊，统称为_____。

27. 棘球蚴的大小可因寄生的_____、_____、_____和_____的不同而异。

三、选择题

1. 吸虫生活史的中间宿主必须有（　　　）

A. 食肉类哺乳动物　　　B. 食草类哺乳动物　　　C. 淡水螺

D. 水生植物　　　　　　E. 淡水鱼、虾

2. 除下列某项外，均为吸虫的发育阶段（　　　）

A. 毛蚴　　　　　　　　B. 胞蚴　　　　　　　　C. 雷蚴

D. 尾蚴　　　　　　　　E. 囊尾蚴

3. 以下哪项不属于吸虫的形态结构特征（　　　）

A. 有口吸盘和腹吸盘　　B. 多为雌雄同体　　　　C. 虫体两侧对称

D. 无消化道　　　　　　E. 无体腔

4. 人体寄生虫中最小的蠕虫卵是（　　　）

A. 华支睾吸虫卵　　　　B. 卫氏并殖吸虫卵　　　C. 日本血吸虫卵

D. 布氏姜片吸虫卵　　　E. 斯氏狸殖吸虫卵

5. 华支睾吸虫成虫寄生于人体（　　　）

A. 肝脏　　　　　　　　B. 肠系膜静脉　　　　　C. 腹腔

D. 肝胆管　　　　　　　E. 肺脏

6. 华支睾吸虫的诊断阶段是（　　　）

A. 虫卵　　　　　　　　B. 毛蚴　　　　　　　　C. 胞蚴

D. 雷蚴　　　　　　　　E. 尾蚴

7. 华支睾吸虫感染人体的方式为（　　　）

A. 经口感染　　　　　　B. 经皮肤感染　　　　　C. 经媒介昆虫叮咬

D. 经输血　　　　　　　E. 先天性感染

8. 华支睾吸虫对人的危害主要是（　　　）

A. 肝脏损害　　　　　　B. 肺脏损害　　　　　　C. 小肠黏膜溃疡

D. 胰腺炎   E. 脑损害

9. 能引起人兽共患病的寄生虫为 （   ）

A. 蛔虫   B. 鞭虫   C. 丝虫

D. 旋毛形线虫   E. 钩虫

10. 卫氏并殖吸虫的主要形态特征为 （   ）

A. 呈葵花籽状   B. 睾丸与子宫并列

C. 卵巢与卵黄腺并列   D. 口、腹吸盘并列

E. 二睾丸并列、卵巢与子宫并列

11. 卫氏并殖吸虫的第一中间宿主是 （   ）

A. 赤豆螺   B. 川卷螺   C. 扁卷螺

D. 拟钉螺   E. 钉螺

12. 卫氏并殖吸虫的感染阶段为 （   ）

A. 虫卵   B. 囊蚴   C. 尾蚴

D. 囊尾蚴   E. 毛蚴

13. 卫氏并殖吸虫的第二中间宿主是 （   ）

A. 溪蟹、蝲蛄   B. 淡水鱼、虾   C. 淡水螺类

D. 海鱼   E. 水生植物

14. 人感染卫氏并殖吸虫的方式为 （   ）

A. 生食或半生食淡水鱼   B. 生食或半生食溪蟹

C. 生食或半生食淡水螺   D. 生食或半生食牛肉

E. 生食水生植物

15. 卫氏并殖吸虫病患者的症状有 （   ）

A. 咳嗽、咳痰   B. 腹痛、腹泻   C. 头痛、癫痫

D. 皮下包块   E. 以上均是

16. 卫氏并殖吸虫病的病原学诊断为 （   ）

A. 人痰液查成虫   B. 粪便查成虫

C. 痰液和粪便查虫卵   D. 尿液查虫卵

E. 十二指肠液查虫卵

17. 斯氏狸殖吸虫的终宿主为 （   ）

A. 人   B. 果子狸   C. 溪蟹

D. 小豆螺   E. 拟钉螺

18. 没有卵盖的吸虫卵为 （   ）

A. 日本血吸虫卵　　　　　B. 华支睾吸虫卵

C. 卫氏并殖吸虫卵　　　　D. 布氏姜片吸虫卵

E. 斯氏狸殖吸虫卵

19. 日本血吸虫的中间宿主为（　　　）

A. 赤豆螺　　　　　　B. 扁卷螺　　　　　　C. 川卷螺

D. 钉螺　　　　　　　E. 拟钉螺

20. 以尾蚴为感染阶段的吸虫是（　　　）

A. 华支睾吸虫　　　　B. 布氏姜片虫　　　　C. 卫氏开殖吸虫

D. 斯氏狸殖吸虫　　　E. 日本血吸虫

21. 在人体棘球蚴最常见的寄生部位是（　　　）

A. 肝脏　　　　　　　B. 肺脏　　　　　　　C. 脑

D. 腹腔　　　　　　　E. 脾脏

22. 日本血吸虫成虫寄生于人体的（　　　）

A. 肝脏　　　　　　　B. 小肠　　　　　　　C. 肠系膜动脉

D. 肠系膜静脉　　　　E. 直肠、乙状结肠

23. 日本血吸虫对人的危害主要是由于虫卵（　　　）

A. 机械性阻塞血管

B. 作为异物，刺激周围组织发生炎症

C. 分泌的可溶性虫卵抗原导致虫卵肉芽肿

D. 沉积在组织、器官中压迫周围组织

E. 虫卵死亡后造成周围组织的变态反应

24. 日本血吸虫虫卵主要沉积于人体的（　　　）

A. 肝脏　　　　　　　B. 小肠肠壁　　　　　C. 膀胱组织

D. 结肠肠壁　　　　　E. 肝脏和结肠肠壁

25. 人感染日本血吸虫是由于皮肤接触（　　　）

A. 急性血吸虫病病人的粪便　　B. 慢性血吸虫病病人的粪便

C. 晚期血吸虫病病人的粪便　　D. 水中的血吸虫尾蚴

E. 水中的血吸虫毛蚴

26. 细粒棘球绦虫的致病阶段是（　　　）

A. 原头蚴　　　　　　B. 成虫　　　　　　　C. 棘球蚴

D. 虫卵　　　　　　　E. 六钩蚴

27. 细粒棘球绦虫的感染阶段是（　　　）

A. 囊尾蚴　　　　　　B. 六钩蚴　　　　　　C. 虫卵

D. 棘球蚴　　　　　　E. 成虫

28. 细粒棘球绦虫的幼虫期叫 (　　)

A. 囊尾蚴　　　　　　B. 六钩蚴　　　　　　C. 棘球蚴

D. 裂头蚴　　　　　　E. 似囊尾蚴

29. 细粒棘球绦虫的感染方式是 (　　)

A. 经口　　　　　　　B. 经皮肤　　　　　　C. 经媒介昆虫

D. 经接触　　　　　　E. 经输血

30. 细粒棘球绦虫的成虫寄生在 (　　)

A. 马和牛的小肠　　　B. 人的小肠　　　　　C. 狗的小肠

D. 人的肝脏　　　　　E. 人的腹腔

四、简答题

1. 比较肝吸虫、姜片虫、肺吸虫、血吸虫的中间宿主。

2. 简述血吸虫的致病性。

第三十七章

腔道原虫

学习内容提炼，涵盖重点考点

第一节 溶组织内阿米巴

（一）形态

1. 滋养体

（1）小滋养体（共栖型）：较小，内外质分界不明显，细胞质内无红细胞。

（2）大滋养体（组织型）：较大，内外质分界明显，细胞质内可见红细胞。

2. 包囊 圆形，比滋养体小，囊壁为双层，细胞核结构与滋养体相似。包囊有成熟与未成熟之分，成熟包囊4个核，具有感染性。

（二）生活史

要点归纳如下：

1. 基本生活史 包囊→小滋养体→包囊。

2. 感染阶段 四核包囊。

3. 感染方式 经口感染。

4. 致病时期 大滋养体。

（三）致病性

溶组织内阿米巴的致病与否与毒力、肠腔微环境的理化因素、生物因素、宿主的机体状态有关。根据临床表现可分：

1. 无症状带虫者占90%。

2. 肠阿米巴病　结肠溃疡——口小底大烧瓶型溃疡。

3. 肠外阿米巴病　其中以肝脓肿最常见。

（四）实验室检查

1. 病原诊断　粪检根据临床表现不同取不同的方法。

（1）急性肠阿米巴病：生理盐水直接涂片查大滋养体。

（2）慢性肠阿米巴病：直接涂片法，碘液染色法查包囊。

2. 免疫诊断　可用 ELISA 等方法查抗体。

（五）流行与防治

阿米巴病呈世界性分布，带虫者中约 10% 发病。流行的原因有以下几点：

（1）患者与带虫者每日排包囊量大，带虫者是重要的传染源。

（2）包囊对外界环境的抵抗力强。

（3）蝇、蟑螂等可机械携带包囊而传播。

（4）感染方式简单，经口食入感染。

（5）人类对阿米巴病普遍易感。

防治注意以下三方面：

（1）查治病人、带虫者首选药：甲硝唑（灭滴灵）。

（2）管理粪便：防止粪便污染水源，保护水源。

（3）注意饮食卫生，把好口关。

第二节　蓝氏贾第鞭毛虫（贾第虫）

（一）形态

1. 滋养体　纵切似半个倒置梨形，前端钝圆，背部隆起，腹面扁平；虫体前端 1/2 处有一对吸盘。有 4 对鞭毛，鲜活虫体借助鞭毛摆动作翻滚运动。

2. 包囊　呈椭圆形，囊壁较厚，胞质内可见中介体和鞭毛的早期结构。

（二）生活史

要点归纳如下：

1. 感染途径　粪-口途径感染。

2. 生活史　包括滋养体和包囊两个阶段。

3. 滋养体　寄生于小肠，借助吸盘吸附于小肠绒毛表面，以二分裂方式进行繁殖。

（三）致病性

贾第虫的致病机制：

（1）虫体覆盖和吸盘吸附导致肠黏膜机械损伤。

（2）虫体的分泌物及代谢产物引起肠黏膜微绒毛的化学性损伤。

（3）虫体与宿主竞争营养。

临床表现：腹泻和营养吸收不良。

（四）实验室检查

1. 病原诊断　粪便检查；小肠液检查；小肠活体组织检查。

2. 免疫学诊断方法　用 ELISA 等方法。

（五）流行与防治

贾第虫是人体最常见的肠道寄生虫之一，呈全球性分布。

主要寄生于人和某些哺乳动物的小肠，引起以腹泻为主要症状的贾第虫病。

常用的治疗药物有甲硝唑。

第三节　阴道毛滴虫

（一）形态（仅有滋养体期并无包囊期）

1. 滋养体　活体呈无色透明状，似水滴样，体态多变，活动力强。

2. 虫体　前端有 4 根前鞭毛，后端一根后鞭毛。

（二）生活史

要点归纳如下：

1. 寄生部位　女性阴道，尤其以后穹隆多见。

2. 发育　仅有滋养体期并无包囊期，滋养体既是本虫的繁殖阶段，又是感染阶段。

3. 滋养体　以二分裂进行增殖。

（三）致病性

1. 机制　破坏阴道的自净作用。

2. 临床表现

（1）持续性的阴道炎。

（2）男性表现为尿道炎和前列腺炎。

（四）实验室检查

直接涂片法：阴道后穹隆分泌物、尿液沉淀物或前列腺分泌物检查。

（五）流行与防治

阴道毛滴虫呈世界性分布。女性感染率 10% ~ 25%。

1. 传播途径

（1）直接传播。

（2）间接传播。

（3）垂直传播。

2. 防治原则

（1）首选口服药是甲硝唑（灭滴灵）。

（2）局部治疗可用 1:5000 高锰酸钾溶液冲洗阴道。

（3）夫妻或性伴侣双方应同时进行治疗。

第四节　其他机会致病原虫

某些寄生虫在机体免疫力正常时致病力比较弱，不引起宿主临床表现，呈隐性感染，在宿主免疫功能低下时，对宿主造成严重后果，此类寄生虫称机会致病原虫，如弓形虫、隐孢子虫。

（一）隐孢子虫

知识要点归纳如下：

1. 隐孢子虫　是 AIDS 患者合并肠道感染的常见病原体。

2. 卵囊　是隐孢子虫的感染阶段，粪-口途径感染人体。

3. 隐孢子虫　寄生人体的小肠，损害肠绒毛，引起腹泻等症状。免疫功能低下者，可出现长期严重腹泻甚至死亡。

4. 治疗　尚无特效药物。

（二）刚地弓形虫

知识要点归纳如下：

1. 刚地弓形虫　寄生在人和多种动物的有核细胞内，属机会致病原虫。

2. 生活史　有 5 个发育阶段。

3. 猫既是弓形虫的终宿主又是中间宿主。

4. 假包囊、包囊和卵囊均可作为感染阶段。

5. 本虫　可导致先天感染和后天感染。先天感染可致胎儿畸形甚至流产、早产或死胎。后天感染多数无症状，当机体免疫功能低下时，临床表现多样。

模拟试题测试，提升应试能力

一、填空题

1. 溶组织内阿米巴滋养体的细胞质分为_____和_____。

2. 溶组织内阿米巴的成熟包囊有_____个细胞核，_____和_____消失。

3. 蓝氏贾第鞭毛虫的成熟包囊有_____个核。

4. 蓝氏贾第鞭毛虫寄生在胆道系统，可能引起_____或_____。

5. 阴道毛滴虫的致病阶段为_____。

6. 治疗滴虫性阴道炎常用的药物是_____。

二、选择题

1. 溶组织内阿米巴的感染阶段为（　　）

A. 一核包囊　　　　　B. 滋养体

C. 二核包囊　　　　　D. 四核包囊

E. 滋养体和包囊

2. 溶组织内阿米巴的感染方式为（　　）

A. 经皮肤　　　　　B. 经口

C. 经媒介昆虫　　　D. 接触

E. 经胎盘

3. 溶组织内阿米巴生活史的基本过程是（　　）

A. 肠腔内滋养体→组织内滋养体→肠腔内滋养体

B. 包囊→肠腔内滋养体→包囊

C. 肠腔内滋养体→包囊→肠腔内滋养体

D. 肠腔内滋养体→组织内滋养体→肠腔内滋养体→包囊

E. 包囊→肠腔内滋养体→组织内滋养体

4. 阴道毛滴虫的感染方式是（　　）

A. 经口　　　　　B. 经皮肤

C. 经接触　　　　D. 经胎盘

E. 经昆虫媒介

5. 溶组织内阿米巴的致病阶段是（　　）

A. 肠腔内滋养体　　　　B. 组织内滋养体

C. 肠腔内滋养体和组织内滋养体　　D. 包囊

E. 以上各期均有一定的致病力

6. 溶组织内阿米巴的致病作用与下列哪种因素有关 （　　）

A. 宿主的免疫机能状态　　B. 虫株的毒力

C. 细菌的协同作用　　　　D. 宿主的肠道内环境

E. 与上述因素都有关

7. 阿米巴痢疾的典型病理变化是 （　　）

A. 对组织的溶解破坏作用而形成烧瓶样溃疡

B. 形成虫卵肉芽肿

C. 虫体寄生在宿主细胞内大量繁殖导致宿主细胞破

D. 虫体代谢产物引起的炎症反应

E. 抗原抗体复合物所致的变态反应

8. 人体感染溶组织内阿米巴后，大多数表现为 （　　）

A. 带虫状态　　　　　　　B. 阿米巴痢疾

C. 阿米巴肝脓肿　　　　　D. 阿米巴肺脓肿

E. 阿米巴脑脓肿

9. 最常见的肠外阿米巴病为 （　　）

A. 阿米巴肝脓肿　　　　　B. 阿米巴肺脓肿

C. 阿米巴脑脓肿　　　　　D. 皮肤型阿米巴病

E. 原发性阿米巴脑膜脑炎

10. 溶组织内阿米巴生活史的两个时期是指 （　　）

A. 组织内滋养体和肠腔内滋养体　　B. 滋养体和包囊

C. 环状体和配子体　　　　D. 速殖子和缓殖子

E. 雌配子体和雄配子体

11. 阴道毛滴虫的感染阶段是 （　　）

A. 滋养体　　　　　　　　B. 鞭毛体

C. 包囊　　　　　　　　　D. 成熟包囊

E. 未成熟包囊

12. 治疗阿米巴肝脓肿和阿米巴痢疾的首选药物是 （　　）

A. 二氯散糠酸酯　　　　　B. 甲苯咪唑

C. 灭滴灵（甲硝唑）　　　D. 氯喹

E. 乙胺嘧啶

13. 蓝氏贾第鞭毛虫的感染阶段为（   ）

A. 一核包囊　　　　　　B. 二核包囊

C. 四核包囊　　　　　　D. 滋养体

E. 滋养体和包囊

14. 蓝氏贾第鞭毛虫的侵入途径为（   ）

A. 经口　　　　　　　　B. 经皮肤

C. 经媒介昆虫　　　　　D. 接触

E. 经胎盘

15. 生活史中只有滋养体时期的原虫是（   ）

A. 蓝氏贾第鞭毛虫　　　B. 溶组织内阿米巴

C. 杜氏利什曼原虫　　　D. 阴道毛滴虫

E. 结肠内阿米巴

三、简答题

简述溶组织内阿米巴的生活史及人体感染后表现的临床类型。

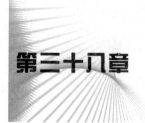

第三十八章

血液和组织原虫

学习内容提炼，涵盖重点考点

第一节 疟 原 虫

（一）形态（以在红细胞内的各期形态特征作归纳）

1. 早期滋养体　虫体呈环状，故称环状体。

2. 晚期滋养体　核增大、胞质增多并有伪足伸出。

3. 裂殖体　核开始分裂后即为裂殖体。胞质增多未分裂的为未成熟裂殖体，胞质开始分裂并包绕每个核，此时称成熟裂殖体。

4. 配子体　由裂殖子发育而来，与裂殖体区别是核大但不分裂，与晚期滋养体不同是胞质增多但无伪足伸出。配子体分雌性和雄性。

（二）生活史

寄生人体的疟原虫生活史基本相同，需要人和按蚊二个宿主。

要点归纳如下：

1. 在人体内的发育　经历了红细胞外期（即在肝细胞内的发育），和红细胞内期的发育。

2. 按蚊体内的发育　经历了配子增殖和孢子增殖。

3. 感染阶段　为红内期无性体（输血）或子孢子（蚊咬）。

（三）致病性

疟原虫的致病与虫种、虫株、数量和人体免疫状态有关。

1. 发作　典型发作表现寒战、高热和出汗三个连续阶段。发作具周期性。

由红内期的裂体增殖所致。

2. 再燃与复发　再燃指的是疟疾初发停止后，无再感染的情况下由残存的少量原虫重新大量繁殖又引起疟疾的发作，称为疟疾的再燃；复发指疟原虫初发患者红内期原虫已被消灭，未经新的感染，经过一定时间由迟发型子孢子引起疟疾的发作，称复发。

3. 贫血　原因有疟原虫对红细胞的直接破坏；脾功能亢进-脾巨噬细胞吞噬红细胞；骨髓造血功能受抑制；免疫病理。

4. 脾肿大。

5. 凶险型疟疾。

（四）实验室检查

病原学诊断从外周血检出疟原虫是疟疾确诊的依据。

（五）流行与防治

疟疾在世界上分布广泛，过去曾是危害人类最严重的疾病之一。全球约有 1.2 亿疟疾患者，3 亿带虫者。疟疾流行的三个基本环节：

1. 传染源　外周血中有配子体的患者和带虫者。

2. 传疟媒介　按蚊。

3. 易感人群　普遍易感。

根据疟原虫生活史期的不同选用不同的抗疟药。

第二节　杜氏利什曼原虫

（一）形态

1. 无鞭毛体　卵圆形，通常称利杜体，寄生于人和其他哺乳动物的吞噬细胞内。

2. 前鞭毛体　梭形，前端有一根伸出体外的鞭毛，寄生于白蛉的消化道。

（二）生活史

要点归纳如下：

1. 在白蛉体内　完成无鞭毛体到前鞭毛体的发育，人体内完成前鞭毛体到无鞭毛体的发育。

2. 无鞭毛体　在人和哺乳动物的吞噬细胞内增殖，最终导致吞噬细胞破裂。

（三）致病性

无鞭毛体在人和哺乳动物的吞噬细胞内增殖，导致细胞大量破坏，从而引起脾、肝、淋巴结肿大。不及时治疗预后差，治愈后病人可获得终身免疫。

临床表现：

1. 早期症状　丘疹；寒战发热（持续数周）。

2. 主要症状

（1）贫血或营养不良。

（2）肝脾肿大，淋巴结肿大。

3. 并发症

（1）肺炎。

（2）白细胞和红细胞数量下降。

（四）实验室检查

1. 病原学诊断　穿刺检查和皮肤活组织检查。

2. 免疫诊断法　检测循环抗原和血清抗体。

（五）流行与防治

黑热病是人兽共患的寄生虫病，在世界分布广泛，我国与1958年基本消灭了该病。防治做好以下三方面：

1. 控制传染源

（1）治疗病人：葡萄糖酸锑钠；脾切除术。

（2）杀灭病犬。

2. 消灭白蛉　切断传播途径。

3. 加强自我保护意识。

模拟试题测试，提升应试能力

一、名词解释

1. 复发　　2. 再燃

二、填空题

1. 由子孢子侵入人体到疟疾发作前所需时间称_____。

2. 在我国流行的疟原虫有_____、_____、_____和_____。

3. 间日疟原虫子孢子存在遗传性不同的两种类型，即_____和_____。

4. 疟原虫红细胞外期寄生在人体的_____内。

5. 典型疟疾发作的临床表现为_____、_____和_____。

6. 黑热病的病原寄生虫是_____。

7. 杜氏利什曼原虫的生活史中有_____和_____两个时期。

8. 杜氏利什曼原虫的致病阶段是_____。

三、选择题

1. 杜氏利什曼原虫的感染方式是（　　　）

A. 经口
B. 经皮肤

C. 经媒介昆虫叮咬
D. 接触

E. 经空气传播

2. 在杜氏利什曼原虫的生活史中（　　　）

A. 无鞭毛体寄生在人的红细胞内

B. 前鞭毛体寄生在人的单核巨噬细胞内

C. 无鞭毛体寄生在人的有核细胞内

D. 前鞭毛体寄生在人的有核细胞内

E. 无鞭毛体寄生在人的单核巨噬细胞内

3. 杜氏利什曼原虫的感染阶段是（　　　）

A. 无鞭毛体
B. 四核包囊

C. 前鞭毛体
D. 白蛉

E. 滋养体

4. 黑热病患者贫血，血液中（　　　）

A. 只有血红蛋白减少

B. 只有红细胞减少

C. 只有血小板减少

D. 红细胞、白细胞、血小板都减少

E. 只有红细胞和血小板减少

5. 在中国流行最广泛的疟原虫是（　　　）

A. 恶性疟原虫
B. 间日疟原虫

C. 三日疟原虫
D. 卵形疟原虫

E. 间日疟原虫和卵形疟原虫

6. 疟原虫有性阶段名称叫（　　　）

A. 滋养体
B. 裂殖体

C. 配子体　　　　　　　　　　D. 裂殖子

E. 环状体

7. 疟原虫的感染阶段是（　　　）

A. 裂殖体　　　　　　　　　　B. 子孢子

C. 动合子　　　　　　　　　　D. 雌、雄配子体

E. 卵囊

8. 间日疟原虫完成一代红细胞内裂体增殖周期所需时间为（　　　）

A. 48 小时　　　　　　　　　　B. 36 ~ 48 小时

C. 72 小时　　　　　　　　　　D. 24 ~ 36 小时

E. 24 小时

9. 疟原虫在人体的寄生部位为（　　　）

A. 仅在肝细胞　　　　　　　　B. 仅在红细胞

C. 有核细胞　　　　　　　　　D. 脾细胞

E. 红细胞和肝细胞

10. 疟原虫在人体内的发育包括（　　　）

A. 红细胞外期　　　　　　　　B. 红细胞内期

C. 配子体形成　　　　　　　　D. 子孢子形成

E. A+B+C

第三十九章

医学节肢动物

学习内容提炼，涵盖重点考点

第一节 概　　述

（一）医学节肢动物的特征

虫体两侧对称、分节，体表由坚硬的外骨骼组成。

（二）医学节肢动物的分类

1. 昆虫纲

2. 蛛形纲

3. 甲壳纲

4. 唇足纲

（三）医学节肢动物的生态与变态

相关概念：

1. 变态　指节肢动物从幼虫发育为成虫要经历外部形态、内部结构、生理功能、生活习性等一系列变化的总和。

2. 完全变态　生活史过程中经历卵、幼虫、蛹、成虫四个发育时期，各期的形态和生活习性完全不同。

3. 半变态　生活史过程中经历卵、若虫、成虫三个发育时期。

完全变态与半变态的区别就在于是否有蛹期。

（四）医学节肢动物对人体的危害

1. 直接危害　是节肢动物本身对人体造成的危害。包括：①骚扰和吸血；②螫刺和吸血；③寄生；④超敏反应。

2. 间接危害　是节肢动物作为媒介引起的危害，凡能传播病原体的节肢动物称为媒介昆虫，由其传播的疾病称虫媒病。节肢动物传播疾病方式有2种：

（1）机械性传播：节肢动物在传播病原体过程中充当载体作用，病原体在运载过程中不发生明显的形态与生物学变化。

（2）生物性传播：病原体在节肢动物体内经历发育或繁殖后传播给人。

第二节　常见医学节肢动物

表39-1　昆虫纲常见虫种对人的危害

种类	直接危害	间接危害
蚊	吸血、骚扰	传播丝虫病、疟疾、乙脑、登革热
蝇	骚扰、蝇蛆病	传播多种消化道疾病（寄生虫病、菌痢、病毒性痢疾）
白蛉	吸血、骚扰	传播黑热病
虱	吸血、骚扰	传播流行性斑疹伤寒
蚤	吸血、骚扰	传播鼠疫
臭虫	吸血、骚扰	传播乙型肝炎

表39-2　蛛形纲常见虫种对人的危害

种类	直接危害	间接危害
蜱	叮咬、吸血、蜱瘫痪	传播森林脑炎、鼠疫
恙螨	叮刺、皮炎	传播恙虫病
疥螨	叮刺、疥疮	
蠕形螨	毛囊炎、痤疮、皮炎	

模拟试题测试，提升应试能力

一、名词解释

1. 全变态　2. 半变态　3. 生物性传播　4. 机械性传播

二、填空题

1. 医学节肢动物对人的直接危害表现为＿＿＿＿＿、＿＿＿＿＿＿、＿＿＿＿＿＿、＿＿＿＿＿＿、＿＿＿＿＿＿。

2. 蚊子能传播＿＿＿＿＿＿、＿＿＿＿＿＿、＿＿＿＿＿＿、＿＿＿＿＿＿疾病。

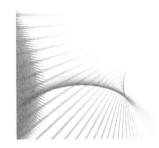

模拟试题选择题参考答案

第一章　1-5　EECDA　6-9　EBAA

第二章　1-5　AACBC　6-10　EBDDA　11 B

第三章　1-5　EEDCC　6-10　BABAC　11-13　CBD

第四章　1-5　DEBAD　6-10　CAADC　11 A

第五章　1-5　DECDD　6-10　AECDE　11-12　AB

第六章　1-5　EECBC

第七章　1-5　ADADA　6　A

第八章　1-5　BCCCB　6　B

第九章　1-5　CDCDE　6-10　DEACB　11-15　EDCDE

第十章　1-5　ADBEB　6-10　ABADD

第十一章　1-4　ECCB

第十二章　1-5　EAACC　6-10　ADAEE　11-15　ECDDA　16-20　BBAEA　21-25　ACCAB
26-30　CEDAE　31-35　BBEEC

第十三章　1-5　DEADC　6-10　EBCAC　11-15　EBDBB　16-20　CDBAB

第十四章　1-5　CDDEA　6-10　EACEE　11-15　CCBEA　16-20　EABDB　21-25　BDBCC

第十五章　1-5　ABEBA　6-10　BDAED　11-15　DEDCD

第十六章　1-5　CDDBC　6-10　EEDAB　11-15　CBDCB　16-20　BCBDD

第十七章　1-5　DDAAC　6-10　CCACC　11-15　AADEC　16-20　EDDEA　21-25　EBCAE
26-29　EADB

第十八章　1-5　CDBBB　6-10　ABBCC　11-15　DBBEC　16-20　DBEDB　21-25　DDBDD
26-28　BDB

第十九章　1-5　DDDDC　6-10　DEBBB　11-15　ADAAE　16-20　EDBED

第二十章　1-5　CDDEE　6-10　DCDAC　11-15　CCDAC　16　E

第二十一章　1-5　EBCBB　6-10　BBBCC　11-15　DBBBA　16-18　ECC

第二十二章　1-5　BBDCC　6-10　BCBDE　11-15　ABCEB

第二十三章　1-5　CECCB　6-10　CDEED　11-14　ACDB

第二十四章　1-5　BCCDB　6-10　CCDEB　11-15　EDBDA　16-20　ECEAE　21-22　BB

第二十五章　1-5　CDABC　6-10　ABEDA　11-15　EEECBA　16-20　CAECD

第二十六章　1-5　EDDED

第二十七章　1-5　CBCBA　6-10　DDBBC　11-15　DECCB　16-20　CDBEE　21-23　DED

第二十八章　1-5　EBDCC　6-10　BDACB

第二十九章　1-5　CDADE　6-10　DDEEA　11-15　BCDCA　16-20　CAAAC

21-25　BCEEA

第三十章　1-5　CBAAE　6-10　CBBEA　11　A

第三十一章　1-5　BCBAC　6-10　CABBA　11-12　AC

第三十二章　1-5　EECBD　6-7　EC

第三十三章　1-5　BBABE　6-10　ECBCA　11　E

第三十四章　1-5　CDCBA

第三十五章　1-5　CAEEA　6-10　EAEDC　11-15　BABED　16-20　DCBAC

21-25　EAEAE　26-30　CDBBC　31-35　BEBCD　36-40　CBCBC　41-45　EBACD

第三十六章　1-5　CEDAA　6-10　AAADE　11-15　BBABE　16-20　CBADE

21-25　ADCED　26-30　CDCAC

第三十七章　1-5　DBBCB　6-10　EAAAB　11-15　ACCAD

第三十八章　1-5　CEADB　6-10　CBAEE